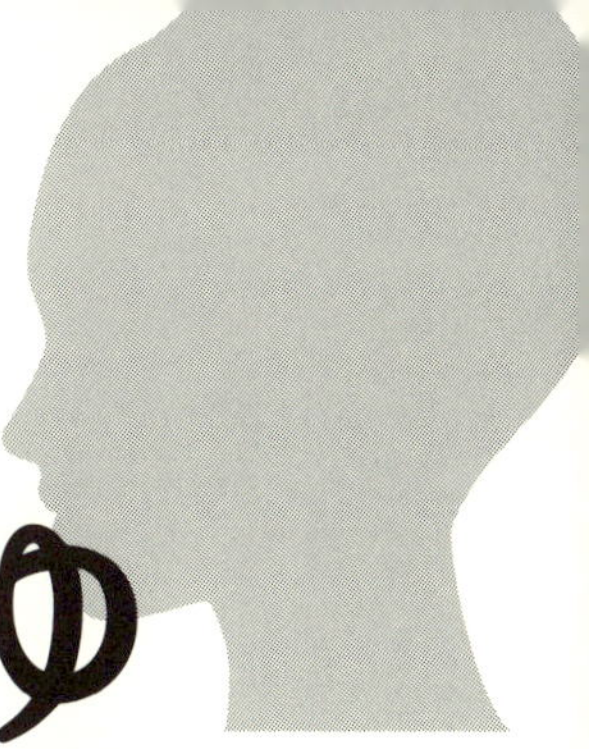

ゆっくり美《び》呼吸健康法

病気になりたくなければ
呼吸は鼻でしなさい

岩附 勝
トーユー歯科クリニック院長

歯科医が警告！
知らないでいると
危ない口呼吸

自分でできる！ 正しい呼吸トレーニング

ほんの木

はじめに

快適な朝をむかえる

だれでも、「今朝は顔色がいいね」こう言ってもらえれば、一日が楽しく始まります。これは、血液が肺で酸素を取り込み、それを体のすみずみまで運んで、そこで待っている細胞にうまく酸素を渡すことができた時の話です。

快適な一日の始まりはこうありたいものです。これが毎日滞りなく行われるためには、まずよく眠ることが欠かせません。

寝不足が続いたり、ぐっすり眠れなかったりすれば調子は今ひとつです。それは、体の中に酸素を取りこめずに、細胞が酸素不足になってしまった場合です。

細胞が酸素不足になると体に不調が起こります。

この原因は私たちが無意識に行っている呼吸に問題があります。正しい呼吸をしていれば酸素は十分に取りこめますし、体になくてはならない二酸化炭素を保つこともできます。

例えば集中力、記憶力の低下、慢性的な疲労、だるさ、頭痛、眠気、目の疲れや視力の低下、ホルモンバランスや自律神経の乱れによるストレスなどの原因もそうです。

正しい呼吸でぐっすり眠った翌朝、疲労が取れリフレッシュされてすっきり目覚めるなら、なんて気持ちが良いことでしょう。

それは実現可能です。正しい呼吸を身につければ良いのです。

子どもの体に何が起きているのか

私は歯科開業医として約35年、アメリカの大学病院での3年を含め、たくさんの子どもたちを診察してきました。

その経験からここ数年、日本の子どもたちの体に異変が起きているのではないか？ と思わざるを得ないような、発育の異常をしばしば目にするようになりました。

とくに顔の発育に問題のある子どもが多いのです。

こんなことはまだ新聞でもテレビでも報じられていません。

でも、私と一緒に「子どもの正常な発育を促す歯科矯正」を実践している仲間の先生方は、「自分の医院でも全く同じことが起こっている」と感じています。

「いったい子どもの体に何が起きているのか？」

私は自分の医院の患者さんと一緒に、「子どもの正常な発育を促す歯科矯正」を実践している先生方から送られてくる、患者さんのレントゲンを全部分析しています。このレントゲンには顔全体が写ります。つまり、顔の形、顔の骨（頭蓋骨《とうがいこつ》・上下のあごの骨・頚椎《けいつい》）、それに空気の通り道（気道）、アデノイド、口蓋扁桃《こうがいへんとう》、舌などの大きさや位置関係がわかります。

その数は1か月に150ケースから200ケースに及びます。年間では2000ケース以上を分析していることになります。

その分析結果をもとにして、「何が子どもの発育不全をもたらしたのか？」を推理してみると、「呼吸」との密接な関係が浮かび上がってきました。

良い呼吸の習慣を身につける

本書では「呼吸の仕方が悪いと顔の発育に影響がでる」こと、「良い呼吸の仕方とはどういうものか」、について解説しています。

もし、子どもの頃に良い呼吸の習慣を身につければ、健康で快適な人生を送れる確率はかなり高くなるはずです。

逆に、子どもの頃から正しくない呼吸の仕方を続けていれば、集中力を欠き、疲れやすく、場合によっては睡眠時無呼吸症候群に悩まされるという、快適とはほど遠い人生になってしまうかも知れません。

「早くなにか対策を立てなくては！」

という切羽詰まった気持ちでこの本を書きました。

さらに本書では、日頃、私が実際に診察して、レントゲンを撮り、分析し、診断し、発育促進の治療を行った、たくさんの患者さんから学んだことをすべて整理し、発育不全をもたらした原因をできる限り追及し、その対策を紹介しています。

私たちが「子どもの正常な発育を促す歯科矯正」を実践する時に、診断のよりどころとしているのが、「セファロレントゲン」という特殊なレントゲンで、普通の歯の治療を主とした歯科医院ではあまり使わないものです。

セファロレントゲンとは、レントゲン上に映っている骨の大きさや、長さを測れるように、撮影する時にレントゲン装置から顔までの距離を、1メートル50センチに規格したレントゲンです。これは世界共通の規格です。

私たちはこのレントゲンで顔の形や、骨の形と大きさ、それらの位置関係を数値化して分析します。

子どもだけではありません。たくさんの患者さんからも学びました。さらに分析結果から、大人でもよい呼吸を取り入れると、歯並びや顔の形に変化が見られるということが分かりました。

例えば、口呼吸を鼻《び》呼吸に変えると歯並びは変わります。さらに、歯並びが変わると顔の形が変わります。

転じて、美人は鼻で呼吸するとも言われています。

なぜかというと、口で呼吸するためには、いつも口を開けていなければなりません。ぽかんと口が開いていると顔の筋肉が緩んで、だらしない印象になります。

一方、きちんと口を閉じていると口元が上品になり、あごや口元の筋肉が引き締まります。その時の呼吸は口呼吸ではなく鼻呼吸をしています。呼吸を口でするか鼻でするかの違いは、美と健康に深く関係しています。美しくなりたければ、鼻呼吸を心がけるようにしましょう。

このように、良い呼吸習慣を身につけると健康にもなり、さらに美しく素敵になることができます。

ひとりでも多くの子どもたちが、もちろん大人たちも含めて健康で、美しく素敵な人生を送れるように成長してもらいたいと願っています。

ゆっくり美呼吸健康法

目次

第1章 歯と骨の発育不全は口呼吸が原因

第2章 正しい呼吸が健康な体をつくる……67
知らないでいるとたいへんな呼吸法

第3章 機能を治療する本当の価値……97

機能矯正を理解して早期治療を！

装丁・デザイン／渡辺美知子

序章

忘れられない体験

歯科医療だけでなく呼吸の探求へ

歯科医療の現状と問題点

今の日本の歯科治療の問題点をひと言で表すと、「歯」ばかりに焦点が当てられた医療体制ができあがっていて、「口腔《こうくう》」や「全身」との関係が重要視されていないことだと思います。

もともと日本の歯科医療というのは、歯に問題はないか、歯が抜けていないかという視点からスタートしていますから、その歯自体を治療することを中心に組み立てられた治療システムです。

また最近の傾向としては、そのシステムにこだわらず虫歯を作る細菌予防や、歯周病の予防などの観点から様ざまなアプローチをしようとする歯科医師が増え、実践して効果を上げています。

予防医療はとても重要ですが、虫歯も無くなり、歯周病も予防できたとして問題は解決されたのでしょうか？

実は大きな問題が残っています。それは、あごの発育の悪い子どもはたくさんいて、すべての歯がきちんと咬《か》み合わさるように生えていないのです。

歯科治療の現状を知るには、虫歯や歯周病以前にこの「発育の悪いあご」についての理解が、とても大切になります。

私たちの歯は、遺伝的には一生使えるようにデザインされています。ところが、そのデザインに合わない、位置関係や、あごの好ましくない動きによって、歯がすり減ったり、揺らされたりしてしまい、歯周病や歯の破折などにつながります。

要するに力学的に歯にかかる力の問題が生じてきて、結果、歯を失うことになります。

なぜ、そのような傾向にあるかというと、日本人はこの50年間で、皆、背が高くなりました。その理由は手足の長管骨という骨が、少しずつ長くなったからです。

実は、顔の中で長管骨にあたる部分は下あごです。下あごの骨は私たちの腕の骨と同じような種類の骨で、普通にご飯を食べて栄養が足りていれば大きくなります。

ところが下あごと咬み合う上あごの骨の成長パターン、骨が作られるシステムは違います。下あごと上あごの成長システムが違うのです。

下あごは主として軟骨性化骨、上あごは膜性化骨と縫合《ほうごう》性化骨で大きくなります。下あごは軟骨が徐々に骨に変わって大きくなります。こめかみからあごの位置まで成長しながらつながり、長い骨になるわけです。ところが上あごはいくつもの骨が合わさってできています。そのいくつもの骨が膜性化骨と縫合性化骨によって大きくなります。縫合とは、骨と骨とのギザギザしているつなぎ目をいいます。

そのつなぎ目に力がかかり、少しずつ広げられることによって骨ができていきます。そのつなぎ目を押して広げる役目をするのが舌です。舌は顔の中の最も大きな筋肉で、とても強い力を出すことができますが、呼吸に問題のある人は舌が上あごを押し広げることができません。なぜなら舌が正しい位置にないからです。

舌には正しい位置があります。リラックスした状態で軽く口を閉じた時、皆さんの舌の位置はどこにありますか？　この状態での正しい舌の位置は、上の歯に触らないで上あごにピッタリ張り付いた状態です。

歯科では「スポット」と呼ばれる場所があるのですが、その位置に舌先があることが大切です。その位置に舌がないと、舌は上あごを押すことができません。そして、上あごを押せない舌は下あごを押すようになります。

結果、下あごは曲がってきてしまい、前から見ると「アデノイド顔貌《がんぼう》」といわれる長い顔になってしまいます。アデノイドが腫《は》れている子どもは、みな、長い顔になります。

成長の過程で、骨はどういう形になるか遺伝的に決まっているわけではありません。それは骨の周りにある筋肉や舌が、どのような方向にどの程度の力がどのくらいの頻度でかかるかによって違ってきます。つまり、成長する骨の形を決める舌の位置は呼吸が大きく

あなたの舌の位置はどこ？

舌には正しい位置があります。リラックスした状態で軽く口を閉じたとき、皆さんの舌の位置はどこにありますか？この状態での正しい舌の位置は、上の歯に触らないで上あごにピッタリ張り付いた状態です。

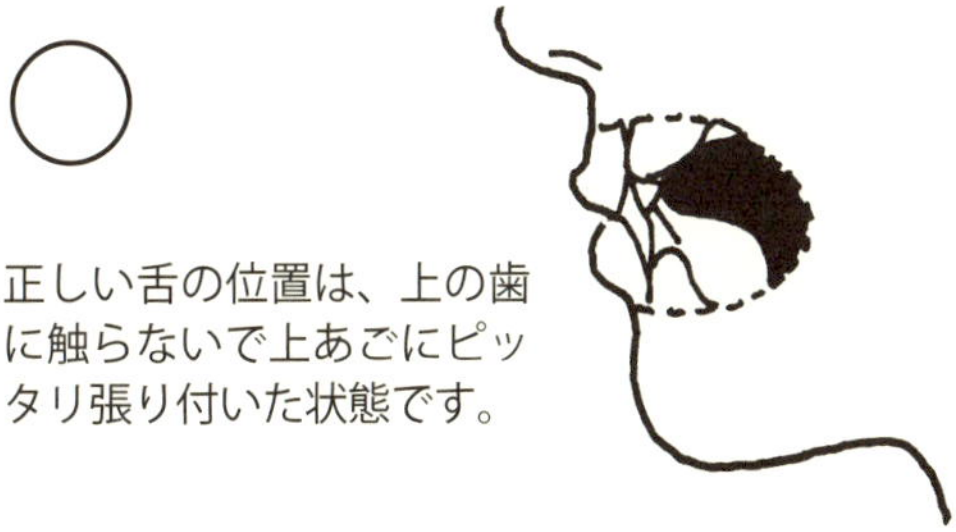

正しい舌の位置は、上の歯に触らないで上あごにピッタリ張り付いた状態です。

舌は顔の中の最も大きな筋肉で、とても大きな力を出すことができますが、呼吸に問題のある人は舌が上あごを押し広げることができません。なぜなら舌が正しい位置にないからです。

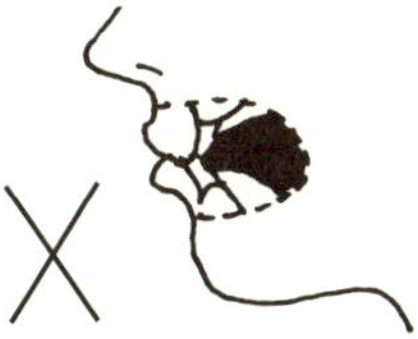

舌が落ちて上の歯についている状態。

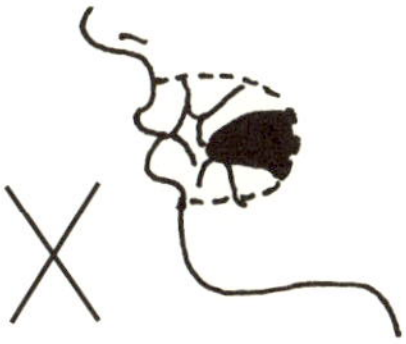

さらに舌が落ちて下の歯についている状態。

影響しているということです。

このように、骨には遺伝的プログラムはありませんから、治療で治すことができますし、治療と同じくらい重要なのが正しい呼吸をすることです。

日本人には適用しにくい欧米の「矯正治療」

現在、日本ではアメリカで行われている「矯正治療」が主体です。日本にはアメリカからたくさんの情報が入ってきて、その情報をそのまま日本人に当てはめた治療法をしていることが多いのですが、もともと骨格の違う日本人には良い結果をもたらしているとは言えません。

アメリカの「矯正治療」は例えば、上あごが大きすぎれば歯を抜いて小さくしてしまいます。アメリカ人は上あごの発育がよく、顔も幅が狭く前後に長いので小臼歯を抜いて歯の列を小さくするのは有効といえるかもしれません。

しかし、小さな上あごの日本人に同様な「矯正治療」をすれば、さらに小さな上あごをつくることになってしまいます。

一見、歯並びだけはきれいになるかもしれませんが、舌の収まるスペースを無くすことになり、舌がさらに奥へと引っ込むことになります。

これは、のどの空気の通り道を狭めることになり、その結果、「睡眠時無呼吸症候群」の予備軍をつくり、心臓の負担を増やし、寿命を縮めることになります。

今の日本人に必要なのは、上あごをなんとかして正常な大きさにまでもっていく治療法です。そして、この治療をするには前述の特殊なレントゲン（セファロレントゲン、5頁参照）を撮る必要があります。

現実問題として、歯並びのトラブルを抱えた方が来院した場合、そのレントゲンを撮らずにいきなり歯の矯正治療をするケースがたくさんあるのが現状です。単に歯並びだけを整える、非常に安易な治療をしているケースが多いということです。

もちろん日本でも、機能矯正を学んだ歯科の先生たちは、上あごのレントゲンでの計り方を学んでいて、しっかり区別をつけています。上あごと下あごの正常な組み合わせをきちんと的確に判断できるようなトレーニングを受けています。

ですから、もし、上あごが下あごに比べて小さければ、上あごを広げて前の方に引っ張る治療をします。そのことによって歯ではなく骨自体が大きくなり、空気の通り道を広げることになります。日本人にとって、とても大事な治療です。

正しい呼吸ができるように、「機能矯正治療」をすることの重要性を理解いただけたでしょうか。

今の日本の歯科大学や歯学部の教育は、明らかに偏っています。高校を卒業して6年間で歯科のすべての教育を終えるのは、簡単ではないでしょう。

私は、アメリカのように歯科大学や歯学部は大学院大学にすべきだと思っています。

つまり、普通の4年生の大学を卒業した学位をもった人たちの中で、歯科医学を学びたいと思う人たちが受験すれば、今よりはるかに適正な人材、優秀な人材が、歯科医学を学ぶことになるでしょう。

実際に私の友人たちの中で、歯学部に入学した時にすでに学位を持っていた人たちが数人いますが、いずれも優秀な研究者や開業医になっています。

私は1990年ごろに、アメリカのボストン大学とハーバード大学で、歯学部の学生を指導した経験がありますが、すでに学位を持ち、広い範囲の知識を持った学生たちを指導するのは、実に効率が良いことを実感しています。

「TPP（環太平洋パートナーシップ協定）」が締結されると、医師や歯科医師の免許が、締結した国同士では共通になる可能性があります。つまり海外の大学や大学院を卒業した、優秀な医師や歯科医師が日本で開業できるようになるかもしれません。患者さんにとっては選択肢が増えて良いことかもしれませんが、日本の保険制度に守られて特殊な医療体制になれた日本人の医師、歯科医師は、たいへんな競争相手を迎え入れることになります。

ボストンでアメリカの学生たちを指導して、日本の学生たちと比較してみましたが、日本の学生が劣っているとは思いませんでした。ただ十分な教育を受けていない、知識が足りないことは感じました。

むしろ技術的には、日本人のほうが明らかに優秀です。これに知識が加われば、世界一にもなれるでしょう。そんな体制の改革が急務といえます。

「矯正治療」とAさんの急死

私は歯科医として35年間クリニックで診療してきました。その間にたくさんの患者さんを診てきましたが、どうしても忘れることのできない方がひとりいます。

その方は30代の男性でした。ここではAさんと呼びます。Aさんは、「自分の歯並びが年々悪くなっている気がする。このままでは歯がダメになってしまうのではないか?」と心配されて、私のクリニックへ来院されました。診察したところ、確かに上下の前歯が内側に倒れて、重なり合っています。これではうまく咬めないし、話もしにくいわけです。

Aさんと相談した結果、「矯正治療」のための資料を作ることにし、必要なレントゲンや模型を取らせていただきました。その結果、Aさんの心配を取り除き、ご自分の歯をいつまでも使っていくためには、本格的な矯正治療が必要であることが分かり、Aさんも同意されて矯正治療をスタートすることに決まりました。

まず始めに、内側に倒れている上下の歯をおこして、舌のスペースを確保することから始めることになりました。Aさんはとても几帳面で、口数の少ないおとなしい方で、月に1回の診療には予約時間に遅れることなく来院されました。治療は順調に進み、Aさんは「かなり口の中が広くなってきて、少し食べやすく喋《しゃべ》りやすくなった」とおっしゃってくださいました。

ちょうど1年が経とうとする頃、このAさんが予約日に来院せず、キャンセルの電話も入りませんでした。あれほど几帳面なAさんが、おかしいなと思い、こちらからお電話をしました。

「A様のお宅でしょうか。こちらはトーユークリニックという歯科医院で、A様の矯正治療をさせていただいています。これまで必ず予約日に来院されていたのに、今日はお見えになりませんでしたので、心配でこちらからお電話をさしあげた次第です」というと、電話口に出られた女性の方が「こちらこそ、いつもお世話になっております。私、Aの姉でございます。実は弟は先週、心臓発作で急死いたしました。連絡が遅れまして申しわけございません」。

私は本当に驚きました。

まだ40歳にもならない、たばこは吸わないし、お酒もたくさんは飲まない、しっかりした感じのあの几帳面なAさんが、なんでこんなに若くして死ななくてはならないのか納得がいきませんでした。

残念ながらこの時は、私はAさんが潜在的に持っていた危険因子に気づかなかったのです。ですから、私の矯正治療とAさんの急死とは、なんの関連もないと思っていました。

そのあと私はボストン大学へ留学し、ボストン大学大学院を卒業してハーバード大学に研究員として迎えられました。そこでは解剖学教室に所属して、分子生物学で骨の研究をしていました。この間も例のAさんのことは忘れられないでいました。

考え方を変えたボストン留学

振り返ってみますと、私が歯科医として今のような生き方をすることになったのは、このボストンでの「分子生物学」との出会いがきっかけであったと思います。

20年以上前に日本を出るときは、ただ単に「アメリカで最新の歯を動かす矯正治療」を学ぼうと考えてボストン大学大学院へ留学しました。つまり従来型の矯正治療を学ぼうとしていたわけです。

ところが、ボストンでは思いもかけず、「たくさんの遺伝病の子どもたちの矯正治療」に携わることになりました。生まれながらに染色体の異変で発症する先天性疾患のダウン症、新生児においてまれに起こる先天性かつ複合的な疾患で、生まれつきあごが小さく、そのせいで舌が喉《のど》の奥に落ち込み、気道を塞《ふさ》いで呼吸困難に陥《おちい》るピエール・ロバン症候群、先天性の頭蓋骨《ずがいこつ》の形態異常で、発話ができず外見的には顔面の歪みや眼球突出などの特徴を持つクルーゾン病などの、先天的な疾患を持つ子どもたちの矯正治療は、単に「歯並び」だけを治すというわけにいきません。

というのは、これらの子どもたちは顔の骨の発育が不十分で、いきなり歯を動かす状態にないからです。

矯正治療というのは健康な人が、「よりきれいな歯並び」にする治療だと考えていましたから、何でハンデキャップの子どもたちに矯正治療をするのか、初めは良く理解できませんでした。

この遺伝病の子どもたちの矯正治療は、まず、あごの骨の発育を利用しながら大きくさせて、その後手術をして自分の体から一部骨を取り、それを上あごに補い、そのあとで「歯の矯正」をするという手順が必要です。

こうした子どもたちにとっての矯正治療は、「少しでも健常者に近づくため」、「ひとりで自立しやすくするため」、「生きていくため」であって「見た目をより良くする」という審美的な目的ではなく、もっと根本的なものだということが少しずつ分かってきました。

実際の治療では、矯正治療を始める時に、一般の矯正治療のように歯に付ける金具とワイヤーが役に立ちません。これは骨を補った後の最終段階で使うことになります。

留学中、今でもはっきり覚えているシーンがあります。

それは10歳の男の子で「口唇口蓋裂《こうしんこうがいれつ》」があり、まず上あごの骨を広げる治療から始めました。

口唇《こうしん》とはくちびるのことで、口蓋《こうがい》とは口中の天井のことです。「口唇口蓋裂《こうしんこうがいれつ》」とは、胎児がお腹の中でしだいに成長する時、顔は左右から伸びるいくつかの突起が癒合することによって造られますが、この癒合がうまくいかないとその部位に裂け目が残ってしまう状態のことです。その結果として唇が割れた「口唇裂《こうしんれつ》」や、口蓋が裂けて口腔と鼻腔がつながっている「口蓋裂《こうがいれつ》」が発生します。

この10歳の男の子は、上あごの骨のない部分を広げるようにデザインされた、プラスティックにスクリューの付いた装置を使っていました。スクリューを回すと、その隙間が少しずつ広がる仕組みです。

必要な広さに隙間が広がったら、骨を移植する手術の準備をします。通常、患者さんの腰の骨を移植します。そのあとで、今度は歯を動かす番になります。

患者さんの家族はメイン州に住んでおり、ボストンまで車で片道18時間かけてやってきます。1か月に1回の通院ですが、来る時は両親と少年のお姉さんまで、一家全員で来院します。混雑をさけて早朝ボストンへ着くように家を出て、病院の駐車場で全員仮眠をとってから診療室へ来ます。たった30分の治療ですが、終わるとまた8時間かけてメイン州の自宅まで戻ります。

少年に対して全力を傾ける、この家族のやさしさ、忍耐強さには頭が下がり、クリニック中のスタッフに強い印象を与えました。

機能矯正の根本を学ぶ

こんな体験をしながら、日本を出るときに考えていた研究をする準備を始めました。頭にあったのは、あごの関節の研究でした。ボストンに来る前まで、内科・整形外科の医師たちとチームを組んで、リュウマチ患者のあごの骨の研究をしていたので、それについてはもっと詳しく研究したいと思っていました。

私は自分が考えていた研究内容をいろいろな医師に聞いてもらいました。その結果、患者さんのレントゲンを撮るような研究は、アメリカでは許可がおりず、できないことが分かりました。

そんな折に、たまたま日本人研究者で、ハーバード大学でコラーゲンの研究をしている、西村一郎先生に出会いました。

西村一郎先生は、１９５６年生まれ。東京歯科大学を１９８１年に卒業して、ハーバード大学大学院に留学してそこを卒業しました。それから、ビヨン・オルセン教授について「分子生物学」を学ばれました。現在は、ＵＣＬＡの歯学部で研究を続けています。

西村先生に私の研究内容をお話したところ、専門分野である「分子生物学」を使えばできる可能性があるとアドバイスをもらいました。

希望の光が見えたわけですが、ハーバード大学の研究員になるには、公的機関の推薦状や、これまでの研究内容のまとめが必要で、簡単なことではありません。

これも幸運なことに、アメリカに来る前まで続けていたリュウマチの研究が認められ、かつ日本リュウマチ学会の推薦状もいただくことができて、ボストン大学卒業後、めでたくハーバード大学研究員となりました。

そして西村先生、その上司のビヨン・オルセン教授に指導していただきながら、関節滑膜の研究に従事しました。

所属は歯学部ですが、私の研究室は医学部の解剖学教室に属していて、世界中から内科医や整形外科医が留学してきていました。たくさんの研究者が世界の最先端の研究をしている中で、毎日少しずつ未知の世界に分け入っていきました。

しかし、私はあくまでも患者さんを治療する臨床医のほうが性に合っていることを感じていました。足かけ3年の留学を終えて、臨床に復帰することにしました。

私がハーバードで学んだ最も重要なことは、骨はとても柔軟に反応できる組織であるのに対し、歯はいったん傷つけると回復できない組織であるということです。

この考えが、機能矯正の根本になりました。

留学を終え日本に帰国した私は、またもとの臨床医にもどり、ボストンで学んだことをクリニックで生かしながら毎日忙しく働きました。それでも、もっと学びたいという気持ちは持ち続けていたので、英語の論文を読みあさりました。そして、私の実践している矯正治療は実はヨーロッパではより盛んで、まだ学んでいなかった、いろいろな治療法があることを知りました。

そんな折、元ドイツ矯正学会の会長であるストック・フィッシュ先生の、骨と歯についての論文に感激し、お手紙を差し上げました。するとぜひドイツへ来なさいという返事をいただいたのです。

なんとか仕事をやりくりして1999年にストック・フィッシュ先生を頼ってドイツに向かいました。今思えば、このドイツ行きが私の人生を変えたと言えるかもしれません。

ストック・フィッシュ先生は、私という日本人が見学に行くから面倒をみてあげなさいという連絡を、いくつもの大学に入れてくれていました。そして、ベルリン大学、ミュンヘン大学、ハイデルベルグ大学、ウルム大学を訪問し、ストック・フィッシュ先生のクリニックを見学させてもらいました。それから、ぜひ会わせたいドクターがいるといって、ハンス・ピーター・ビムラー先生を紹介してくれました。

ビムラー先生は、私の泊まっていたフランクフルト郊外のホテルまでわざわざ車で会いに来てくれました。そしてその翌日、今度は私がビムラー先生のご自宅を訪ねました。そこで直々にレントゲンの分析法を学ぶことができました。その分析法は現在歯科で使われている分析法と違って、より医学的な観点からとらえたもので、歯より骨に重点が置かれています。

さらに重要なことは空気の通り道までも分析する点です。私は、それまで「歯並び」と

「空気の通り道」に関連があるなど考えてもみませんでした。

ビムラー先生から教わった分析法を使うと、人間の顔全体のバランスがよくわかります。下あごの大きい人、上あごの小さい人、上あごが引っ込んでいる人、上下の両方のあごが小さい人などが、数値化されて分かるようになっています。

何万人もの患者さんを診察した、ハンス・ピーター・ビムラー先生は、1916年生まれ、ドイツの矯正専門医として、実に臨床経験の豊富なドクターです。耳鼻咽喉科の先生でもあったので、「扁桃腺切除術」などもご自分で手掛けた経験もあるユニークな先生です。残念なことに2003年に86歳でお亡くなりになりました。またビムラー先生は、キューバに対して非常に熱心に医療活動をしていました。そんなこともあって数年の後、私もキューバに講演に行き、多くの貴重な体験をしました。ビムラー先生への深い感謝は、今も、忘れられません。

歯並びと呼吸と心臓病

ドイツから帰国して早速、急死されたAさんの診療所見をビムラー先生から教わった方法で分析してみました。その結果Aさんの場合、舌の位置が後ろに偏《かたよ》っていて、この舌のために空気の通り道が著しく狭められていることが分かりました。

Aさんの空気の通り道は横から撮ったレントゲン上で、2ミリくらいしかありません。ふつうは10ミリ以上あるのに2ミリでは苦しいはずです。さらにこのレントゲンは立った状態で撮ったものです。ですからAさんが寝ようとすると舌はもっと後ろに下がるので、空気の通り道はほとんど無くなっていたでしょう。

残念なことに、当時の私にはこれだけの知識がありませんでした。

「いったいお前は何を診ていたのだ」という自責の念が生まれてきました。

「命に関わる重要なことを見逃してしまうなんて…」と悔やみ続けました。

もし、あの時に今のような知識をもって診断していたら、歯を動かす治療ではなく、まず始めに空気の通り道を広げる治療からスタートしていたでしょう。

そうすれば、Aさんは心臓発作で死なずに済んだかもしれないのです。

気道が狭いと、睡眠時にしばしば呼吸が止まる「睡眠時無呼吸症候群」になり、知らないうちに何回も呼吸が止まるようになります。これは心臓にとって大きな負担となります。最近では、内科や歯科の一部で呼吸状態の分析ができるようになり、これによってリスクのある患者さんを簡単に見つけることができます。しかし当時は、そうしたシステムもありませんでした。

また、Aさんは、精肉工場で牛肉の解体作業を担当していました。きっと、毎日マスクをしっかりとして、大きな包丁で牛肉を切り分けていたのでしょう。

こうした作業をする時、私たちは無意識に呼吸を止めているものです。このことも、Aさんの心臓には負担だったことでしょう。つまり、昼もそして夜も、呼吸による心臓への負担が大きかったと言えます。

このAさんの心臓発作による死亡の原因が、気道にあった事実を知ってから、私の治療は大きく変わりました。まず、初めにすべての患者さんの気道をチェックしてから、その方の治療方針を立てるようになり、私の呼吸についての探求が始まりました。そしてそれ以来15年が経ちました。

今では呼吸の改善に対して、ふたつのアプローチを実践しています。

その一つは「呼吸トレーニング」です。

これは筋肉や舌、姿勢などの動きを意識的に変えることで、呼吸を改善させるという、トレーニングです。この方法は、誰でもどこででもできる方法で、特別な機器を必要としません。そのため経済的負担もなく、すべての人に習得してもらいたいと思っています。

（詳しくは本書4章に掲載しました）

もう一つは、「機能矯正治療」という方法で、歯並びと空気の通り道の両方に働きかける方法です。

これは広い意味で歯科矯正治療の中に入りますが、従来の「歯並びだけ」の矯正治療とは一線を画したものです。

経済的負担もあり特別な装置も必要とします。

さらに「機能矯正治療」を特別に学んだ歯科医を受診する必要があります。それでもご自分で、歯並びと空気の通り道の両方を治したい方にはお勧めです。

私は、すべての方に、「呼吸トレーニング」で良い呼吸法を身に付けてもらうことが重要だと思っています。この方法はお金もかかりませんし、誰でもどこででもできます。

みなさん、本書をしっかりと読んで、呼吸のしくみを理解し、「呼吸トレーニング」を実践しましょう。

冒頭で呼吸と心臓病のちょっとショッキングなお話を紹介しました。

本書では私が治療し体験した、たくさんの患者さんの症例を紹介しています。そのどれもが呼吸法や歯並びが原因となっています。

第1章

歯と骨の発育不全は口呼吸が原因

歯の検診で子どもたちの現状を知る

3歳までの顔の成長と口呼吸

私は年に数回、1歳半と3歳の子どもたちの歯の健診を担当しています。すでに35年以上繰り返し、この年齢の子どもたちを診察してきました。

最近感じるのは、子どもたちの顔が変わってきたことと、難しい変わった名前がふえたことです。

子どもたちの顔がどう変わったのかというと、「きゃしゃ」になったと感じます。「きゃしゃ」とは漢字では「華奢」と書きますが、姿形がほっそりして上品に感じる様《さま》という意味です。頑丈でない様でもあります。

そうなんです、今の子どもたちはあまり丈夫そうには見えません。

今の3歳くらいの子どもたちは、前から見て目から下の顔の輪郭が、下あごにかけてだんだん細くなる逆三角形の子どもたちが多いようです。

先日も3歳の子どもたちを、そして2日後に1歳半の子どもたちを診ました。そして、なぜ顔の変化が起きたのかを考えてみました。

赤ちゃんは、1歳まではお母さんのおっぱいを飲むか、粉ミルクを飲みます。この時の都合のよい飲みこみ方が「幼児型嚥下《えんげ》」と言われるものです。

嚥下とは人が物を飲みこむ行為のことです。

赤ちゃんは舌を突出し、舌あごも突き出しておっぱいをくわえて、舌で乳首をしごくようにして飲みこむのです。これが「幼児型嚥下」です。

そして、離乳期になるとおっぱいだけでなく、だんだん固形の食べものを食べるようになるので、この「幼児型嚥下」ではうまく飲みこめず、「大人の飲み込み」型に変わっていきます。ところが、この「大人の飲み込み」は、生まれつき持った機能では無いため、少しずつ学んでいくことが必要なのです。

この「大人の飲み込み」を学習する時期が、1歳半から3歳までに当たるわけで、この1年半の間の成長は、どの子どもたちにとってもきわめて重要です。

幼児型嚥下と聞いて、子どもだけにみられる行動と思いがちですが、成人以降でもよくみられる行動です。特に歯並びの良くない人に多くみられます。

成長のなかでも顔の成長はたいへん重要なのです。なぜなら顔の成長はその子どもが持っているいろいろな機能がうまく使われているかどうかを反映しているからです。

この「幼児型嚥下」を卒業して、「大人の飲み込み」型をうまく学習するプロセスを妨げる大きな原因があります。

その原因とは「口呼吸」です。もし子どもたちが、鼻《び》呼吸でなく口呼吸をしていると、「大人の飲み込み」型の学習は大いに妨げられることになります。

健康診断で診《み》る子どもたちで、口をしっかりと閉じられない子どもがたくさんいます。眼の下に黒いくまができている子どももいます。この子どもたちは夜寝ている時も、口を開いて寝ているので熟睡していないのです。

なぜ、うまく口を閉じられないかというと、口を閉じると息苦しいからです。舌が本来の位置にいかずに、やや後ろに位置すると下あごは舌によるサポートを失います。それによって下あごは後ろにさがります。こうなると上下の唇は離れ離れになって、口を閉じるのは難しくなります。

この口を閉じられない子どもたちが持っている原因のうち、最も一般的な原因が食物アレルギーです。

私たちの体にはリンパ組織といって、外からの有害物質の侵入を防いでくれるシステムがあります。口の奥にもアデノイド（咽頭扁桃《いんとうへんとう》）、口蓋《こうがい》扁桃などのリンパ組織があります。これらは口から侵入してくる細菌やウィルスなどが、簡単に体内に入ってこないように見張っています。

ところが、食物アレルギーがあるとそれに対応するために、ふだんからこの扁桃腺が腫《は》れてしまいます。喉《のど》の空気の通り道にこれらの扁桃腺が出っ張ってくると、空気はうまく通らなくなります。

私たちの体は、それでも何とか空気の通り道を広げようと工夫します。首を前に傾け、下あごを突き出すようにするといくらか空気の通り道は広がります。

これが長く続くと猫背であごを前に突き出して、両肩が垂れ下がった独特の姿勢ができあがります。しかし、これでは横隔膜を使った本来の呼吸ではなく、胸だけを使う浅い口呼吸が習慣になってしまいます。

食べ物アレルギーの可能性も

このような習慣が5歳まで続くと顔は縦長になり、眼の下にはくまができ、唇《くちびる》はぼってりと腫《は》れて乾燥し、上下がぴったり合わさらさず、涙目になり、下唇の下が強く窪《くぼ》んでみえます。

これを私たちは「アデノイド顔貌《がんぼう》」といいます。

こうした子どもたちの中には、寝ている間に呼吸が止まってしまう子もいます。しばしば呼吸が止まり、救急車に乗らなければならないなどの症状がでれば、「アデノイド除去手術」が必要な場合もあります。

この手術は5歳までに受けたほうが良いと思います。そうすれば顔への悪い影響がほとんど残らないからです。

いったん顔が長く成長してしまうと、もう短くすることはできません。こうしないために「呼吸」の改善はとても重要です。

口呼吸に気付いたら、まず喉《のど》の腫《は》れを調べてみましょう。もしお母さんが調べるなら、子どもさんを椅子に座らせて、大きく「アー」と言わせてみましょう。

喉の奥の両側に、赤くもりあがった塊があれば、それが腫れた「口蓋扁桃《こうがいへんとう》」です。それが確認できたら、食物アレルギーの可能性を考えましょう。

実はアレルギーには即時型と遅延型の二つがあります。内科の血液検査ですぐ分かるのが即時型です。

即時型は、「そばアレルギー」のように食べてすぐ出るアレルギーで、予防法としてはその食品を食べないようにします。

一方、遅延型は、食べて数時間から数日経ってから発症しますので、食べた食品との因果関係を見つけるのが簡単ではありません。でも、もし6ヵ月くらいアレルギーの原因となる食べものを食べなければ体調がよくなるはずです。

一時期は「除去食」といって、アレルギーの可能性のある食べものを取り去った食事を何通りも作ってどれが最も効果的かをみて判断していました。これには判断までさらに月日がかかります。

ところが、つい最近この遅延型アレルギーも血液検査で分かるようになりました。まだ一般に広まってはいませんし費用もかかるのですが、大きな進歩であるといえます。遅延型アレルギー検査の依頼ができる機関は、178頁を参考にしてください。

このように「呼吸」を正しく行うことは、私たちが健康な体を手に入れる上で、最初に取り組むべきことです。

口呼吸があごの骨を変形させる

扁桃腺の腫れ具合がひどくて、夜中に呼吸が止まってしまうとか、息苦しくて眠れないなどの場合には、「扁桃腺除去手術」が必要な場合もあります。この時の注意点は、アデノイド除去手術と同様に〝手術をするなら5歳くらいで行うべきだ〟ということです。この年齢を過ぎるまで口呼吸を続けていると、顔に大きな変化が起きてしまいます。

舌が本来押すべき上あごを押すことができず、後ろに下がって上下のあごの間に挟まっていると、下あごは下方に伸びて、少しずつ長細く変形していきます。

これが続くと、長い顔ができ上がります。いったん長くなった顔はもう元には戻らないことは、すでに説明しました。

実際に私が治療した子どもさんの例をお話しましょう。

B君は今7歳6か月です。下の歯の6歳臼歯《きゅうし》（第一大臼歯）は生えていますが、上の歯の6歳臼歯（第一大臼歯）はまだ生えていません。

6歳臼歯は、6歳頃に生えてくるのでそう呼ばれています。永久歯のなかでいちばん溝も深く、形も立派でいちばん大きい歯です。咬み合わせの中心となり歯ならびの基礎となります。

本来、6歳臼歯は下が生えたら、4～6か月で上も生えてこなくてはいけません。ですからかなり生えるのが遅れています。これは、上あごが小さいままで大きくならないために、6歳臼歯が生える場所が十分にないことが原因です。

何とかして、上あごを大きくしないと、6歳臼歯が生えることができないのです。

私たちは、第2大臼歯を持っていますが生えてくるのは12歳です。6歳臼歯がうまく生えないくらい上あごが小さいわけですから、第2大臼歯はもっと生えてきにくいわけです。

何とかして上あごを正常な大きさまで成長させようと努力をしました。そうした治療に

成人永久歯の歯並び

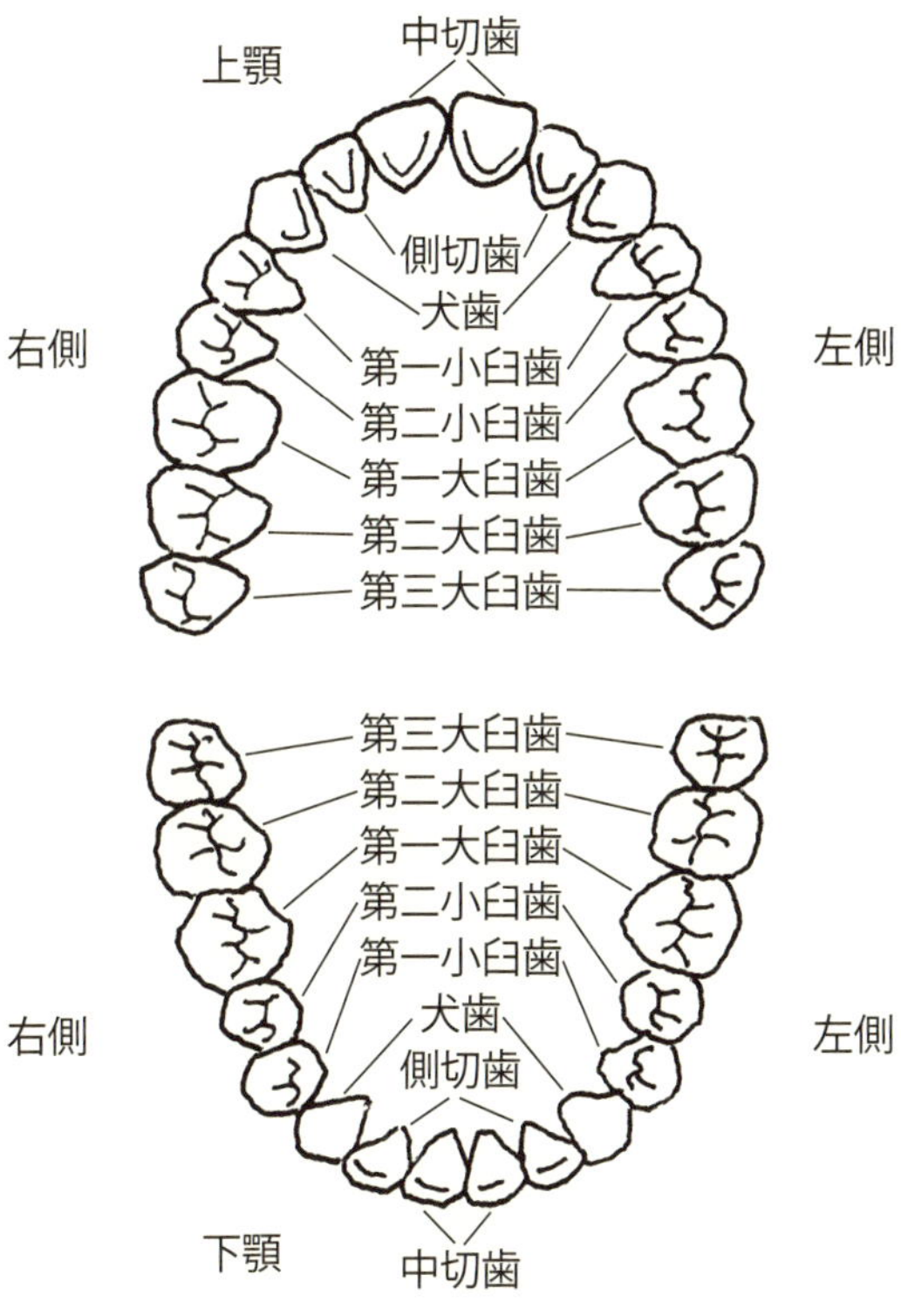

●成人の永久歯は上下左右で 32 本、智歯（親知らず）を除けば２８本の歯が生えそろっています。また、上顎・下顎、左右とも、それぞれ同じ位置の歯は対称形で名称も同じです。
●中切歯、側切歯、犬歯は前歯、他の臼歯は奥歯というのが俗称で、第三大臼歯が智歯、第二大臼歯が 12 歳臼歯、第一大臼歯を別名 6 歳臼歯と呼びます。

使う器具が「フェイシャル・マスク」というもので、口の中に入れる装置と一緒に使って、上あごを前の方へ成長させます。

このような治療法が「機能矯正治療」で、よく使う方法です。この「機能矯正治療」は、歯並びや咬《か》み合わせを整えるという結果だけの矯正治療ではなく、呼吸や姿勢を改善してあごの骨の健やかな成長をうながす治療法です。

もしあなたのお子さんが、口を閉じられないで口呼吸をしているようなら、ぜひ一度「機能矯正治療」を実践している歯科医に相談してください。

私がジョン・ミュー先生をロンドンから列車で約1時間、ロンドンの南東にあるケント州の街、タンブリッジ・ウェルズに訪ねたのは、先生が東日本大震災のために来日できなくなったからでした。ジョン・ミュー先生はイギリス人で、長い間たくさんの矯正患者さんを治療してきたベテランの歯科医です。

ミュー先生を訪問した時、たまたま日本人の患者さんが初診で来院されました。始め、ミュー先生の説明がうまく通じません。患者さんのお母さんが、まだイギリスにきて間もないため、機能矯正治療についての特別な英語が十分理解できないようでした。

そこでミュー先生が、「マサル、日本語で説明してあげてくれ」というので、私が代わって説明させてもらいました。

「ミュー先生は、たいへんなベテランで、安心して治療をまかせられますよ。とてもよい判断だと思います」

「上あごの発育をよくするために、上あごの成長が悪い場合や正常な位置よりも後ろにある場合、または下あごが通常より大きいというような時の治療に、補助具であるフェイシャル・マスクも使います」と説明。納得していただきました。

3カ月後に、この患者さんのお母さまからいただいたメールによると、「治療はとても順調で、痛いこともなく、顔の感じが変わってきました」との報告でした。私もひと安心しました。口呼吸に気付いたら、相談は早いほど良いと思います。3歳をすぎていれば、いろいろな対応策が用意されています。

幼児期に口を閉じる習慣を！

「君の英語はボストン訛《なま》りだね」

ミュー先生はお会いした時に83歳になっておられました。それでもたいへんお元気で、自分で車の運転もなさいます。もと自動車レーサーだったこともあり、運転はなかなかのものでした。

そのミュー先生は現役の矯正医で、とても明確な治療方針を持っています。

それはどの患者さんを治療する時も決して小臼歯を抜かないということです。

ミュー先生は、世界各地で歯科医向けにセミナーをしています。その時にご自身の幼少期から今までの顔の変わりぐあいを写真で見せます。多くの参加者はここで爆笑します。子どもの頃のかわいい顔から、若い頃のハンサムな顔、そして今の長い、ゆがんだ顔を見せるからです。

そしてこう話をします。

「残念ながら、私は子どもの頃に口をしっかり閉じる習慣を身につけることができなかった。そして私の矯正歯科医である父は、私の小臼歯を4本抜いて矯正治療をした。その結果が今の私である」

「みなさんは決して、このあやまちを繰り返してはなりません。私のような顔の人間をつくってはいけない」

もしミュー先生が、子どもの頃に、しっかり口を閉じる習慣を身につけていれば、今の長い顔はこの世に存在しなかったはずです。口を閉じて鼻だけで息をする習慣を身につけることが、その人の人生を変えるのです。

ところが、これは簡単そうでいて、なかなか実現が難しいことなのです。というのは、鼻だけで息をする習慣を妨げる、たくさんの理由があるからです。

子どもの場合は、空気の通り道が狭くなっていて、鼻からだけではうまく呼吸できないことがよくあります。成長期の子どもたちは、喉《のど》のリンパ腺である扁桃腺が活発に働いています。

何かアレルギーがあると扁桃腺は大きく腫《は》れます。腫れると出っ張ってきて、空気の通り道を狭くします。こうなると息苦しいので、子どもたちは下あごを前に突出し、首を前に傾けて、少しでも空気の通り道を広くしようとします。

こうして姿勢も悪くなり口呼吸が始まります。

あごの成長が顔の形に大きく影響

ミュー先生がセミナーで、ご自身の顔の変化を見せた話を紹介したように、子どもの頃の顔をただ大きく拡大しても大人の顔にはなりなせん。つまり顔を造る各パーツがみな同じ割合で大きくなるわけではないからです。

おでこ、頬《ほほ》、下あご、と見てみると目から上の部分と下の部分の割合が、子どもから大人になるにつれて変化します。

大人になるにつれ、目から下の部分がより長くなります。その結果、顔全体もたて長になってきます。

顔の目から下の部分は上あごと下あごでできています。

上あごと下あごはその成長のパターンが違いますので、上下が同じ割合で、同じタイミングで成長するわけではありません。実はこの上と下のあごの成長パターンの違いが、顔の形に大きく影響します。

赤ちゃんは狭い母親の産道を通って、生まれてくるわけですから、下あごがあまり成長していてはお産の時に都合がよくありません。ですから赤ちゃんの下あごは小さいままで生まれてきます。

しかし、いったん生まれてからは、お母さんのおっぱいを飲むためにはしっかりした下あごが必要なので、下あごは急速に成長します。この成長を支えるのが、舌が骨を押す力です。この頃の赤ちゃんのおっぱいの飲み方は図（51頁）のように舌でお母さんのおっぱいをしごくようにして吸い込むやり方です。

これは下あごの成長には都合がよいわけですが、いつまでも続いては困ります。この赤ちゃん独特の飲みこみ方は、2歳から3歳くらいで、大人の飲みこみ方に変わらなくては

授乳時の舌と唇の働き

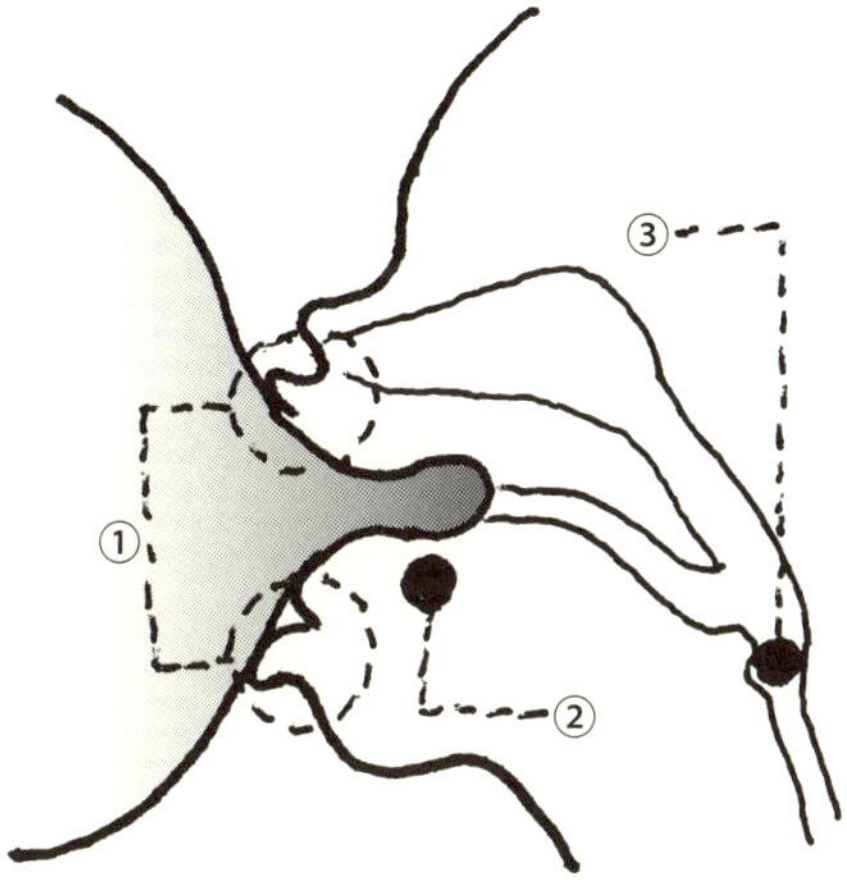

①吸着…このときは、唇が外側についているのが適切な状態。唇を吸盤のようにしてママの乳輪舞分までしっかり捉えます。

②吸てつ…赤ちゃんは一度の哺乳で、舌を 800 回から 1000 回も動かすとも言われています。この行為は、大人になるとなかなかできません。

③嚥下…赤ちゃんが飲んだものは、咽頭蓋の両脇を通って食堂へ流れ込みます。これが大人との違い。呼吸しながら哺乳できるのも赤ちゃんだけで大人はできません。

いけません。

これはちょうど心理学的におっぱいを卒業する時期にあたります。

この飲みこみ方の変化で何が変わるのでしょう。

それは、今まで下のあごのほうに多くかかっていた舌の力が、上あごにもかかるようになるのです。これで上下のあごがバランスよく成長することができます。しかし、何らかの理由で、この赤ちゃんの飲みこみ方が続いてしまいますと、いろいろ好ましくない変化が起きてしまいます。

上あごの発育不全とは?

その典型的な現れが上あごの発育不全です。上あごを成長させる舌に力が不十分であれば、その分だけ成長が遅れます。下あごが正常に発育すると、ここで差ができてしまいます。このタイプの「受け口」も日本では少なくありません。

上下のあごの成長の差をそのままにしておくと、差は少しずつ大きくなります。差が大きくなればなるほど治療は難しくなり、また治療期間も長くなります。

このように、上あごと下あごの位置がずれてしまって、上下の歯の噛み合わせが適切ではない状態を歯の位置を変えることで治すのは、良い治療とは言えません。ずれているのは上下のあごですから、歯ではなくあごを治すべきなのです。

このように上下のあごのずれがある「不正咬合《こうごう》（かみあわせのこと）」は、従来の「歯並びだけの矯正」では、うまく治すことが難しいと言えます。大人になってからの治療では、あごの骨を切ったりする「外科矯正」もしなくてはならない場合も多くあります。

なぜ「不正咬合」が、治療されずにそのままにされ、成長が終わる頃になって、治療がより難しくなってから、矯正治療が開始されるケースが多いのでしょうか？

それは、今のアメリカ的な「歯並びだけの矯正治療」では、全ての歯が生えてからでないと、治療がうまく行えないからです。「機能矯正治療」では、初めに骨の問題に取り組みますので、乳歯しかなくても乳歯と永久歯が混在しても、まったく問題なく治療ができます。

ではなぜ、「機能矯正治療」を取り入れないのか？　というと、それにはいくつか理由があります。

（1）一人ひとりの患者さんにカスタマイズした装置を作製しなくてはいけない。
（2）一人ひとり、個別化の治療が必要となる。

（3）日本では歯科医が「機能矯正治療」に慣れていない。
（4）取りはずせる装置を使った患者さんとの信頼関係が、重要となるのでうまく信頼関係をつくれるかどうかが不安。

繰り返しますが、こうした骨にまで関連した「不正咬合《こうごう》」は、早期発見と早期治療が望ましいのです。「機能矯正治療」はまさに、こうした骨に関連した「不正咬合」のための治療法なのです。

うまく飲み込めない子どもたち

Hちゃんは3歳です。発育はたいへんよく、幼稚園でもいちばん背が高いグループに入っています。今日は家族みんなで、ファミリーレストランで夕食です。Hちゃんは大好物の「ハンバーグ」を注文しました。

しばらくして、それぞれ注文したメニューが運ばれてきました。みんなが食べ始めてしばらくした時、たくさん口に入れすぎたのか、Hちゃんが急にむせてしまいました。

実は、お母さんとお父さんがいつも気にしていることがあります。それはHちゃんが食べものをうまく飲みこめず、すぐに「おえっ」となってしまうことです。本人も努力はしているのですが、どうしてもうまく食べものが飲みこめないことがあります。

これでは、せっかく家族で楽しむ食事も台無しです。それよりご両親が心配なのはどこか体が悪いのではないか？　ということでした。

もうひとつお母さんが気になっていることがあります。Hちゃんの顔を正面からみると少しあごが左右にずれているように感じることです。

食事の時に注意してみていると、あごの動きが左右でアンバランスです。お父さんに相談すると、「女の子だから今のうちに、何とかしたほうが良いんじゃないか？」という意見でした。

さてこれからがたいへんでした。3歳の子どものあごのずれをみてくれる先生はどうやって探せばいいのでしょう。お母さんはまずインターネットで探してみようと考えました。

でもなんというキーワードを入れればよいのでしょう。

まず、「受け口」で調べてみました。矯正歯科や美容整形の医院がたくさん出てきました。しかし、どれもお母さんが探している先生ではなさそうです。

今度は「子どもの矯正」で調べてみました。検索していくうちに「クオリア・子どもの矯正」というサイトがみつかりました。ホームページを読んでみるとまさにお母さんが探していた内容です。Hちゃんが必要としていたのは「機能矯正治療」、という治療法らしいと思いました。すぐにクオリアに電話をしました。

クオリアは歯科医の先生方にセミナーを通じて機能矯正を学んでいただき、その先生方が治療に必要な様ざまな機能矯正装置を作成する会社です。そして近くの歯科医院を紹介してもらいました。

さて、このHちゃんの話ですが、「食べものをうまく飲みこめない」ことと、「上下のあごがずれている」ことは、原因が同じです。

それは「上あごの発育不足」です。舌の入るスペースが狭いため、いつも舌が低いところにあって上あごに触りません。上あごはめったに舌が触らないので、たまに触ると気持ちが悪いのです。

そして、舌が低い位置にあるので下あごをよく押します。すると上あごと下あごの大きさに差が出て、下あごがやや大きめになります。

こうなると上あごの中に下あごが入れなくなってしまいます。正面からみると、あごはどちらか一方へ寄った位置に見えます。ちょうど箱のふたとふたを合わせようとしても、うまく合わないのと同じ状態です。

3歳というのはとても成長の盛んな時です。このゆがんだ状態を放っておくと、本当に左右の骨の長さが変わってしまいます。

ドイツ矯正学会が、見つけたらなるべく早く治すべき症状のなかに、このようなケースを入れています。

（1）舌が上あごにさわらない状態は、空気の通り道にとっても迷惑なことです。
（2）舌が前にいってくれない分、通り道は狭くなります。
（3）つまり口呼吸になりやすくなります。

Hちゃんの場合も口呼吸があるので、余計に息苦しくてうまく食べものが飲みこめなかったわけです。

こんな場合は、上あごの大きさを増す治療をしないと治りません。私たちのあごは、咬《か》む力を受け止めるような装置をうまく使うと、短期間に大きくなります。

上あごが大きくなれば、下あごも入る場所ができるのでその位置が安定してきます。舌にも広いスペースが与えられるので、空気の通り道も広くなります。すると自然に鼻《び》呼吸がしやすくなります。

この時私の提唱する「呼吸トレーニング」を一緒に行えば、より効果的です。

「舌癒着症《ぜつゆちゃくしょう》」を聞いた事がありますか？

「この赤ちゃんは、重症の舌癒着症《ぜつゆちゃくしょう》だよ。すぐ手術したほうがいい」

もし、生まれて間もないあなたの赤ちゃんが、こう言われたらどうしますか？

「はいわかりました。すぐに手術をお願いします」と言う人はいないでしょう。多くのお父さんお母さんは大いに迷うはずです。


そもそも、みなさんは「舌癒着症」という言葉を聞いたことがありますか？

聞きなれない言葉ですが、現実には、最近たくさんの赤ちゃんが「舌癒着症」と診断されています。


この「舌癒着症」という言葉は、本当はもっとたくさんの人の耳に届いているべき言葉なのですが、ごく一部の人にしか知られていないのが現状です。


これから紹介する話は、歯科医師の山本伊佐夫先生が、ご自分で体験された実話です。

歯科医師になった山本先生は、「人の体をできる限り自然な状態に保つ」ように治療をすることをモットーとしていました。ご夫妻の初めてのお子さんの出産に際しても、「産婦人科でなく助産婦さん」を選び、水中出産という自然分娩法で生むことにしたのです。

赤ちゃんは女の子で無事生まれました。五体満足でひと安心。ところがそれからがたいへんでした。まず、寝てくれない……。

先生の自宅は静かな住宅街にあります。ですから赤ちゃんの夜泣きは近所迷惑なので余計に気になります。またその泣き声も苦しそうで、聞いていると強いストレスを感じるような泣き声です。抱いているうちはまあおとなしいのですが、寝かせるとまた火がついたように泣き出します。

仕方なしにまた抱き上げる。これを夫婦で一日中、昼も夜も繰《く》り返したそうです。退院してすぐの頃は、「泣くのは元気な証拠、赤ちゃんは泣くのが仕事」と思っていた山本先生ご夫妻ですが、あまり続くとそうも言っていられません。

「もうどうしていいかわからない」とさすがの奥様も困り果てました。それでもなんとか1カ月は頑張ったそうです。

その頃、山本先生は赤ちゃんのお腹が異常に膨《ふく》らんでいることに気づきました。その点は奥様も心配して小児科の先生に診てもらいました。小児科の先生は「赤ちゃんはこんなもんです」とべつだん気にしていない様子……。

しかし、山本先生は、布団の外に顔を出してのけぞったまま、口をあけて寝ていることも気になっていました。

この体位は、救急蘇生《そせい》で空気の通り道を確保する時と同じです。

しかも顔つきもきつくなって顔色もよくないのです。とても普通とは思えません。もう限界と思っていた頃、小児科の帰りに奥様はご近所のお母さん仲間に会いました。

夜泣きがひどく迷惑をかけているのではないかと詫《わ》びると、「いいえ、お互いさまよ、子育ては誰でもたいへんよ」と慰めてもらいました。そこでつい気がゆるみ、「ほんとたいへん、一日中抱っこでもう限界って感じることがあるのよ」と、つい、愚痴《ぐち》をこぼしてしまいました。なんとこの会話が幸いして「舌癒着症」を知ることになったのです。

ご近所で、同じように夜泣きの激しい赤ちゃんが、神奈川のある先生にかかり、見違えるように治ったというのです。これは、山本先生の奥様にとって天の助けでした。

詳しく聞くと、その先生は「舌癒着症」の研究を30年も続けているベテラン耳鼻科医の向井将先生で、赤ちゃんの手術も積極的に行っているとのことでした。

奥様は、山本先生が帰って来るやいなや、この話をしました。「舌癒着症？　聞いたことないな。舌小帯短縮症《ぜつしょうたいたんしゅくしょう》のことかな？」聞いた山本先生は、そう思ったそうです。

「舌小帯短縮症」とは、舌小帯という舌の裏側から下あごにかけてつながっているヒダがほかの人よりも短いことをいいます。軽度では、ラ行を速く言おうとすると舌がもつれる感じがありますが、日常生活での支障はほとんどみられません。

重度になると、舌を前に出そうとしても、下くちびるぎりぎりくらいまでしか出せず、舌を上にあげて上あごを触ることができません。産まれた時に、産婦人科医の方が気づいて、その場で治療してくれることが多いようですが、ごくまれに気づかれないまま成長し、歯科医院や小児科・耳鼻咽喉科などで指摘されるケースがあります。

山本先生は、歯科医で医学知識も十分にあります。赤ちゃんが生まれた時、「舌小帯」がないことを、自分の指を赤ちゃんの口にいれて確かめていたのです。

でも、この話は山本先生にとって大きなヒントとなりました。

「ひょっとすると、うちの子は呼吸困難なんじゃないか？」とぴんときたようです。

おっぱいもうまく飲めなかったり、血液中の酸素濃度が低下した時などに発症する、皮膚や粘膜が青紫色になるチアノーゼになったりするのも、呼吸困難があるのならうなずける症状です。

外科的な治療を、なるべくしないというのが山本先生のモットーですから、まだ生まれたばかりのわが子にメスを入れることは、受け入れられるはずがありませんが、ここまでくると相談してみてもよいのではと考え始めたそうです。

「舌癒着症」は深刻な問題です

山本先生は、まず神奈川県の耳鼻科医、向井将先生のクリニックを訪ねてみることにしました。山本先生が、わが子の症状を話すと、向井先生は「舌癒着症」である可能性が極めて高いと言われました。そして、「舌癒着症」の赤ちゃんが示す、典型的な症状の話をしてくれました。

それをまとめると、

（1）寝つきが悪い
（2）おっぱいが上手に飲めない
（3）抱き癖
（4）疳《かん》の虫
（5）夜泣き
（6）のけ反って泣く
（7）お寝しょ

（8）睡眠時無呼吸
（9）よくあくびする
（10）手足が冷たい
（11）落ち着きがない
（12）寝相が悪い

などです。山本先生の赤ちゃんは、ほとんど全部の症状を持っていました。

山本先生は、真剣に「舌癒着症」のことを調べました。そして先生仲間の何人かに聞いたのですが、知っている仲間はいません。

そんな山本先生を決断させたのは、実際の「舌癒着症」手術の体験者たちの声です。

これまでにたくさんの赤ちゃんを、向井先生に手術してもらうように紹介してきた助産婦さんの話では、おっぱいトラブルなどで苦しんでいる多くの赤ちゃんやお母さんが、この手術で救われているのだそうです。

「私は子どもが静かに寝ていれば寝ているほど怖いのよ。5分、10分おきに息をしているかを確かめに行く毎日を過ごしているから」と悩んでいた奥様は、「こうした不安な毎日が解消されるなら、手術することは大いに価値があることだ」と考えるようになりました。

それから数日後、赤ちゃんの手術が行われました。
手術はわずか数分で終りました。
「こんなに穏やかな寝顔は今まで見たことがない」というのが、奥様の初めの感想です。
山本先生自身も、手術の直後の赤ちゃんの泣き声が、別人のようになったことに気付きました。澄んだ透明感のある、よくとおる声に変わったことを今でも忘れないとおっしゃっています。今まで硬直していた体も柔らかくなり、その日の夜は、まるで別の赤ちゃんのようにすやすや眠ったそうです。

確かに、赤ちゃんの体にメスを入れることは考えてもぞっとしますが、問題はもっと深刻です。呼吸の問題は死と直結しているからです。乳幼児の突然死のメカニズムは解明されていませんが、呼吸が原因である可能性は極めて高いといえます。

わが子がかわいくない親はどこにもいません。でも、その子が昼も夜も泣き止まず、その原因がわからず、小児科に相談しても適切な指針が示されない場合、わが子を虐待してしまう悲しいケースがあることも事実です。

この世に生をうけた赤ちゃんが、健やかに育ってこそ日本の未来が開けます。私たちは偏見を捨て、現実をありのままに見て、赤ちゃんに必要かつ適切なケアがされる体制をつくらなくてはいけないでしょう。

私自身、向井先生のクリニックを訪れ、赤ちゃんの手術、大人の手術、子どものアデノイド切除と同時に、舌癒着症の手術を見学しました。その体験で学んだのは、手術後のリハビリの大切さです。

向井先生のクリニックには、日本全国ばかりか外国からも患者さんが来院します。たいへん忙しいクリニックですが、一週間の予定がしっかりと決められていて、それぞれの曜日に、必要なコメディカル（医療協同従事者）のスタッフが向井先生をしっかりとサポートしています。

こうしたシステムを組むのは簡単ではありません。ですからどのクリニックでもすぐに同じように手術ができるわけではありません。

この分野は、まだまだ未解決の部分があります。それらは次第に解明されていくでしょう。今はっきりしていることは、「舌癒着症」の手術で呼吸の問題は劇的に改善することが多いということです。

呼吸は酸素を体内にとりこみ、体のすみずみの細胞に酸素を届けるためのものです。うまく酸素が取り入れられず、どこかの細胞に酸素が届けられなければ、細胞の再生ができません。まして、成長が盛んで日に日に大きくなる赤ちゃんの場合、酸素不足は大きなダメージにつながります。

呼吸の大切さはまだまだ知られていません。この本を読んで、呼吸の大切さに気づいた人は、それをひとりでも多くの人に伝えてください。あなたの周りには、自分ではそれと気づかず、呼吸の問題で苦しんでいる人はたくさんいると思います。

第2章

正しい呼吸が健康な体をつくる

知らないでいるとたいへんな呼吸法

深呼吸が体に良くないわけ?

「ハイー、深く息を吸ってー」

「そして、静かにゆっくり吐いてください」

私たちは、何か大切な行事をする前に、心を落ち着ける目的もかねて、みんなで深呼吸をすることがあります。まさか、「その深呼吸が体に良くないなんて、とんでもない」と思う人はたくさんいるでしょう。

でも、「深呼吸が体に良い」というのは迷信のような誤解でしかないのです。

なぜ深呼吸が体に良くないかをひと言でいうと「体に無くてはならない二酸化炭素（炭酸ガス）を大量に吐き出してしまう」からです。酸素ではありません、二酸化炭素が体になくてはならないものなのです。

二酸化炭素が体に無くてならないと聞いて、「えっ」、「どうして」と思われた方もいると思います。私たちは今まで、二酸化炭素についてあまり重要視してきませんでした。

そのことについて、もう少し説明しましょう。

私たちは意識せずに、1分間に何回も息を吸ったり吐いたりしています。医療関係者向けのテキストでは、一般に1分間に15～20回と記載されています。実はこの吸ったり吐いたりする空気は同じではありません。吸う空気と吐き出す空気の窒素の割合は同じです。酸素では吸う空気のほうが吐く空気より少し多い割合です。

ところが二酸化炭素についてはどうでしょう。吸い込む空気の中には、たった0・03％しか入っていません。それに対し、吐く空気には、4・5％と150倍もの二酸化炭素が入っています。つまり深呼吸をすると大量の二酸化炭素が体から出ていってしまうのです。これでは体のバランスが大きく崩れてしまいます。繰り返しになりますが、二酸化炭素は体に無くてはならないものなのです。

これまで考えられていた迷信のような誤解がもうひとつあります。それは「二酸化炭素は有毒で、体にいらないガスである」という誤解です。

二酸化炭素が有毒であれば、救急医療で行う、「マウス　ツー　マウス」という、口から口へ空気を吹きこむ救急処置は毒を吹き込んでいることになります。

実はこの「二酸化炭素」こそ、脳の延髄《えんずい》という部分にある呼吸中枢に働きかけて、体のガス交換をコントロールする大切なものなのです。

ですから脳は一時《いっとき》も休まず、この「二酸化炭素」の濃度を監視しています。もしこの濃度が変化して、濃くなったり薄くなったりすると、脳は最優先でコントロールします。

こうした私たちの体の持つコントロールシステムは「ホメオスタシス」（恒常性）と呼ばれています。熱い日に、汗をかいて体温を調節したりすることも「ホメオスタシス」の役割です。

私たちの体のホメオスタシスは、動脈血での二酸化炭素濃度を40ミリメートルHgという圧に保つように設計されています。これは目盛りのついたガラス管の中で、水銀柱を40ミリメートルの高さまで押し上げるということです。

脳はこの二酸化炭素濃度を常にモニターしています。

そして二酸化炭素濃度が下がれば呼吸をゆっくりとし、できるだけ体内の二酸化炭素の放出を防ぎ、二酸化炭素濃度を上げるように呼吸中枢に司令を出します。一般的には、動脈血での二酸化炭素濃度がちょうど40ミリメートルHgになるのは、1分間に6回の呼吸を鼻から吸って、鼻から吐いた時です。

深呼吸は結果として、この「ホメオスタシス」を乱します。深呼吸をすると体は二酸化炭素を体外に放出してしまいます。これは体にとっては余分な仕事を増やしてしまうことになります。

同じ理由で、「運動のし過ぎ」も体によくありません。

苦しいほどの運動をして「ハーハー」と口で息をすると、一度に大量の酸素が体に入ってきます。その酸素の一部は「フリーラディカル」（活性酸素）という体に有毒なものになり、細胞のなかのDNAを傷つけ、ガンなどになりやすくなってしまいます。

それに加えて、「二酸化炭素」も大量に体から出て行きます。これは体にとって大いにマイナスです。

口呼吸と「気の抜けた」コーラ？

口呼吸と二酸化炭素について、もうひとつ、分かりやすい例でご説明しましょう。

「えーこれなに？　まずい！」

T君は、テニスに夢中になっていて、栓《せん》を抜いたコーラをベンチに置き忘れていました。気が付いて飲んでみたのですが、もういつものコーラとは似ても似つかない飲み物になっていました。

みなさんはコーラなどの「気の抜けた」炭酸飲料を飲んだことがありますか？　夏の暑い日に、冷えたコーラをシュワッと開けて、ごくごく飲んだら爽快《そうかい》な気分になれます。でも、どうかして半分飲んだだけで30分放っておいて気が付いて飲んだらどんな味でしょうか。もうコーラではなく、ただの砂糖水のようになってしまっています。

コーラは糖分、塩分、水、着色料、それに二酸化炭素からできています。

驚くべきことに、血液もまったく同じ成分からできているのです。血液の赤い色はヘモグロビンという赤いたんぱく質の色です。もし血液から発泡成分が無くなったら、日向に置いた赤いコーラのようになってしまいます。

恐ろしいことですが、日常生活においてこの状態は実際に起きているのです。

私たちはどうして血液の発泡成分を失ってしまうのでしょうか。答えは簡単です。口呼吸をしてたくさんの発泡成分である二酸化炭素を吐き出しているのです。

口呼吸をどのようにするか考えてください。口で息をする場合は自然と浅い呼吸になります。大きく口で息をするとため息のようになってしまいます。この呼吸の仕方は横隔膜《おうかくまく》を正しく使わず、胸だけを使っています。

こうした口呼吸を繰り返していると、血液中の発泡成分つまり二酸化炭素が失われて、気の抜けたコーラのような血液になってしまいます。

口呼吸が習慣になると、浅い呼吸を1分間に何回もすることになり、大量の酸素が体にとりこまれ、同時に大量の二酸化炭素が吐き出されてしまいます。これが長く続くと、私たちの体の生化学的なバランスまで混乱させられてしまいます。

正しい呼吸をして必要なだけの酸素を取り込み、余った二酸化炭素を吐き出していれば、二酸化炭素の圧が本来の40ミリメートルHgに保たれます。

ところが口呼吸をして胸だけの呼吸をすると、二酸化炭素は余分に吐き出されてしまい、足りなくなります。

口呼吸をしている人の二酸化炭素の圧は、40ミリメートルHgより低くなっていて、それが習慣になってしまいます。

口呼吸をしている人は、40ミリメートルHgより低い35ミリメートルHgだったり、30ミリメートルHgだったり、という不適切な二酸化炭素の圧で、脳の呼吸中枢より、「さあ呼吸しなさい」という司令が出るようになってしまうのです。

つまり本来の体の機能に適した呼吸から体を無視した、機能を障害する呼吸へと変わっていきます。

無意識でしている間違った呼吸

「どうしたの？　体が曲がっているよ」

E君は、しばらくぶりにF君に会いました。そしてすぐにF君の体が曲がっていることに気付きました。

「えっ、そうかなあ、曲がってる？　自分では分からない」とF君。

実は、F君は雨の日に駅の階段で足をすべらせ、危うく転ぶところをかろうじて手すりにつかまりました。その時、あわてたので胸を手すりに強くぶつけてしまったのです。

その日以来、息をするたびに胸が痛みます。

何日か経ったある日、痛みはまだ無くなっていませんが、右足に体重をかけると痛みが和らぐことに気付きました。それ以来気が付くと、無意識のうちに右足に体重をかけるようになっていました。そんな時にE君に会ったわけです。

たまに会ったE君は、F君の癖《くせ》にすぐに気付きましたが、習慣になってしまっているF君自身は気が付いていません。

F君にとっては、本来の正常な姿勢よりもこのほうが痛くないため、体が曲がった状態で、体が安定してしまったのです。

私たちが毎日生きている中で、繰り返し繰り返し間違った呼吸をしていることが最大の問題。私たちが、間違った呼吸の仕方を繰り返してしまうのも、このF君の話と似ています。前述のとおり私たちは毎日15～20回の呼吸をしています。これを回数にすると1日、およそ25000回の呼吸をしていることになります。これほど間違った行為を繰り返したら、様ざまな器官に故障が出るのは当たり前でしょう。

私たちの健康は、食べものを食べたり、水を飲んだり、運動をしたり、眠ったり、呼吸したりという日常の何気ない行為に支えられています。どの行為も重要ですが、その中でも呼吸は特別なものです。

私たちはたとえ食べものを体に取り入れなくても5週間は生きていられます。

私たちはたとえ水が無くても5日間は生きていられます。

しかし、私たちは空気を体に取り入れないとたった5分で死んでしまいます。

それだけ呼吸は大切なしくみなのです。

私たちは、いったい何のために呼吸をしているのでしょうか。私たちは肺で吸収された酸素を、体のすべての細胞に届けるために呼吸をしています。

酸素は、私たちの体の細胞をもう一度新しく造るのに必ず必要です。酸素をうまく受け取れなかった細胞は再生されなくなります。

さらに酸素を届けたあと、二酸化炭素と老廃物を取り除くことも大切な働きです。

もし、呼吸が正しく行われないと、この仕組がうまく働きません。つまり、酸素が行き渡らず、酸素を受け取れない細胞ができたりします。また、老廃物が溜ったままになる細胞も出てきます。

こんなことが私たちの体の中で起こった時、疲れが取れず元気が出ず、集中力を欠いてしまいます。手足が冷たくなったり、湿疹が出たり、めまいがしたり、目のまわりが黒ずんで見えたりします。

これらの問題も、この後に説明する「呼吸トレーニング」で解決することができます。

呼吸で変わる体の仕組み

私たちの体の中では、毎日いろいろな細胞が造られたり壊されたりしています。例えば、血液中の赤血球は毎日2000億個も造られています。同じように骨も造られたり壊されたりしているのです。

もし、これまで間違った呼吸の仕方を繰り返していた人が、正しい呼吸の仕方を身につければ、私たちの体にいろいろな変化が起きてきます。

まず初めに変化するのは筋肉です。

私たちの体の中にはたくさんの「管《くだ》」があります。血管や胃や腸もすべて管です。そして、その壁は平滑筋《へいかつきん》と呼ばれる筋肉で造られています。

口で息をしていると呼吸が浅くなり、十分な酸素が体のすみずみまで届きにくくなります。そうなるとこれらの平滑筋は少し縮んでしまい、管の中の通り道が狭くなります。

血液の循環システムやリンパの流れも、みんなこれらの管によって行われています。もし、この管による運搬システムが、スムーズにいかなくなったらどうなるでしょう。

例えば、血管という管が縮んでしまい、その内径が狭くなってしまえば、そこを通る血液は大きな抵抗を受けます。つまり血圧が上がることになります。

この管が硬くなったり、柔らかくなったりする緊張の度合いは、実は二酸化炭素によってコントロールされています。二酸化炭素が不足すると管は縮まり、管の中の通るスペースが狭くなります。

もしその管が気管支であれば、空気が通りにくくなります。

この二酸化炭素の濃度は、私たちの呼吸の頻度《ひんど》と深さとペースによって決まります。簡単には信じられないかもしれませんが、歯並びの悪化、無呼吸、いびき、呼吸器の病気のほか、直接は関係ないと思われる心臓疾患、消化不良、インポテンツ、夜尿症など多くの病気の根本原因がこの管の状態の悪さと、そこにある細胞の働きの悪さのためなのです。

正しい呼吸とは、この平滑筋を緊張させない、いつもリラックスさせるような呼吸を言います。そうした呼吸法を身に着ける手助けをするのが、この本の目的です。

休む暇なく毎日繰り返されている呼吸

成長期に、私たちの体はどんどん大きくなります。

その主な原動力は骨の成長です。

私たちの体の骨はどういう形になるのか、遺伝で決まっている訳ではありません。骨の成長は、実は骨のまわりにある筋肉などが押したり、引っ張ったりすることによってどんな形で、どのくらいの大きさになるかが決まります。

運動をしたり遊んだり、重いものを持ち上げたり運んだりという、すべての体の動きが骨の成長に影響します。

つまり体をよく動かすほど骨はよく成長します。とくに運動を繰り返すと骨の形や大きさに影響を与えます。

さて、私たちが毎日、最も頻繁《ひんぱん》に行う運動はなんでしょう？

そう、「呼吸」です。呼吸は休む暇なく毎日繰り返されています。空気を鼻から吸って鼻から出す。毎日毎日、意識することなく繰り返されています。

毎日、間違った呼吸の仕方で過ごしていたら、私たちの体にどのような影響があるのでしょう。

私たちが呼吸をする時、肋骨《ろっこつ》の中にある横隔膜という膜が上下に動きます。息をゆっくりと鼻から吸えば、横隔膜は同じようにゆっくりと上に動きます。

こうした運動によって肋骨も成長します。そしてそのまわりの筋肉もしっかりと成長します。

ところが、うまく口が閉じられないで口でも息をしてしまうと、浅い呼吸になってしまいます。浅い呼吸では横隔膜は動かず胸だけが動きます。肋骨にもほとんど力がかかりません。そのため肋骨は大きくなることができず、薄い胸になってしまうのです。

これは姿勢にも影響します。背筋がしっかりと伸びず猫背なり、不健康で無気力な感じに見えてしまいます。

実はこういう子どもたちは、以前から問題視されていました。

前例のT君のように不健康で無気力に見えてしまう子ども…。たとえて言えば口を結べず、眼にはうっすら涙が溜《たま》っているように見え、眼の下がやや青みがかり、背を丸め、肩を落とし、内股で歩く。こんな子どもたちの骨の成長を研究をしたい、治療をしたいと考えたフランス人医師がいます。

ピエール・ローバンという人で、医師であり歯科医師でもありました。彼はこうした子どもたちの症状を、「舌下垂《ぜっかすい》」と名付けました。舌下垂とは、文字通り「舌」が垂れ下がる（下垂）こと、舌が下あごのほうに引っ張られて上あごにくっつかない状態のことです。ピエール・ローバン先生は、子どもたちの治療に、自ら考えた特別な治療装置を使いました。口の中に入れるプラスチック製の装置で、舌を正しい位置に戻すよう工夫されたものです。

骨の発育が最もよくわかるのが顔の形です。顔の骨の成長も骨のまわりの筋肉、顔の場合は特に「舌」という大きな筋肉の影響が強く出ます。つまり顔の形を決めるのは、上あごと下あごがどのくらい大きくなるか、どういう形になるかで決まります。

上あごと下あごの、骨の成長にとって原動力である「舌」の力が、本来の方向に必要なだけの力を発揮できれば、上下の骨はよい形に成長します。

ところが、いつも口を開いていると、舌は上あごに触ることができません。舌は大きな筋肉の塊《かたまり》ですから、その大きな力が上あごにかからないと、うまく大きくなれずに小さな上あごになってしまいます。そうなると全部の歯が並ぶだけのスペースがなくなり、中には何本かの歯が生えそこなってしまうこともあります。

顔の感じは、目・鼻・口の大きさ、形、その位置的バランスで決まります。

この目・鼻・口のすべてにつながっている骨があります。それが上あごの骨です。上あごの骨は鼻の両側をかこんで目の下まである、わりと大きな骨です。これが大きくならないと鼻のまわりがへこんだ、凹凸のない平べったい顔になってしまいます。

正しい呼吸と呼吸パターン

それでは正しい呼吸とは、いったいどんなものでしょう。

それは横隔膜を使った音のしない、ゆったりしたリズミカルなもので、口は閉じられたままで行われます。

ところが、現代を生きる私たちは、理想的な呼吸の仕方をするには向いていない、せせこましい時の流れと雑音の多い環境にいます。そのため、普通は横隔膜を使う腹式呼吸と胸を動かす胸式呼吸、それと口呼吸を混在させて行っている場合が多いようです。

こうした混合型の呼吸パターンを続けていると、何がいけないのでしょうか。

横隔膜を使う鼻呼吸以外の胸式呼吸や口呼吸では、空気の吸い過ぎが起きてしまうからです。

空気をたくさん吸えば、当然たくさん吐き出さなくてはなりません。そうすると深呼吸をするのと同様に、体内に蓄えられている二酸化炭素が、呼吸による空気交換を通して急激に体外に出ていってしまい、体内の二酸化炭素が減少します。

こうした状態が長く続くことは、体にはたいへんに悪いことです。なるべく早く本来の呼吸法に戻さなくてはなりません。

では、いったいどうすれば効果的に本来の正しい呼吸パターンに戻せるのでしょう。それには間違った呼吸の仕方が身についてしまったプロセスを、逆にたどっていくことがいちばん近道です。

実際にどうすれば良いかお話しましょう。

まず、脳へ送るメッセージを変えることから始めるのが良いでしょう。呼吸が早まるのは、二酸化炭素が不足しているというメッセージが脳に伝えられるからです。

このメッセージを変えるのです。

「二酸化炭素が不足している」というメッセージの代わりに、「二酸化炭素は十分にありますよ」というメッセージを送るようにするのです。どうしたら、それができるかというと、それほど難しいことではありません。

私たちが、今の呼吸パターンを変えて、今までよりゆっくりと、深く、少ない呼吸回数にすれば良いのです。

これを繰り返すと、脳は二酸化炭素が不足しているというメッセージの代わりに、二酸化炭素は十分にあるというメッセージを受け取れることになります。すると脳は「呼吸をよりゆっくりにしなさい」という指令を出します。これによって呼吸はだんだん正常に戻ります。正しい呼吸パターーに戻すには、私たちは集中して今までしていた口呼吸や胸式呼吸をやめ、横隔膜を使う腹式呼吸だけをするように努力します。これによって呼吸を早めてしまうストレスもコントロールできて、正常な呼吸パターンに戻ります。

口呼吸はストレスが原因

なぜ私たちの体にこんなマイナスなことが起きてしまうのでしょうか。なぜ必要以上の呼吸をしてしまうのでしょうか。

答えはひと言。「ストレス」が原因です。

「ストレス」とは、もともと建築関係で使う言葉です。例えばスプリングを伸ばせば、縮まろうする力が生まれますが、それを「ストレス」と呼びます。ここでいう「ストレス」とは、何らかの刺激によって私たちの体に生じた「ゆがみ」のことです。

私たちが生きているこの現代社会は、日常生活の中で誰もが多くの「ストレス」にさらされています。誰もこの「ストレス」から逃れられません。

「ストレス」は実にたくさんあります。同じ姿勢を長く続けたり、繰り返したりすることによるストレス。

例えば、椅子の座り方、立ち方、呼吸の仕方、話の仕方、長く同じ姿勢での運転、長くパソコンをしたりすることによる「ストレス」。下痢、吐き気、せき、くしゃみなど消化器や呼吸器に影響する「ストレス」。会社や家庭でのもめ事などの、私たちを取り巻いている生活環境が悩ます「ストレス」。

こうした「ストレス」によって、無意識のうちに呼吸は早められ、回数も増えます。そのような場合、いったい脳はどのように対応するのでしょうか。

脳は二酸化炭素を増やしたいと考えます。ところが二酸化炭素は体内で作られ、その作る量は決まっていて増やすことはできません。では、どうすれば良いでしょうか。残った対策は、出す量を減らすことしかないのです。では、どうやって出す量を減らしたら良いでしょう。

脳は、ちょうど私たちが庭の草花に水をあげる時に、その散水量を調節しますが、それと同様に、呼吸器系の管を広げたり縮ませたりします。

二酸化炭素の排出量をおさえるためには、気管支の壁の平滑筋《へいかつきん》が縮められますが、その時、胸が痛んだり、呼吸がうまくできなくなったりします。

こうして脳は失われる二酸化炭素を減らそうとするのです。

この状態が、ぜん息と混同されています。

この状態は、ぜん息ではなく気管支収縮です。

これらの症状を医師や医療機関側の不適切な診断により、必要もないぜん息の薬を飲んでいる子どもたちも少なくないのです。

この子どもたちはみんな、「呼吸トレーニング」で本来の呼吸に戻れるはずです。もちろん、薬など必要なくなります。

ガーゼで口を塞《ふさ》ぐと呼吸が楽に

Hさんはお子さんの「機能矯正治療」に私のクリニックにいらしています。

ある日、お子さんの受けている「機能矯正治療」の効果について説明している時に、お母さんがおっしゃいました。

「実は私も時々呼吸困難になり、手足ががたがたと震えるようになってしまうんです。そんな時はガーゼで口を塞いで、しばらくじっとしていることにしています。そうするとだんだん呼吸が楽になるんです」

今は元気そうなお母さんですが、独身で若い頃には呼吸困難で何回も救急車の助けを借りた経験もあるということでした。

みなさんは、この話の中で気付いたことがありませんか。

なぜHさんはガーゼで口を塞ぐことで呼吸が楽になったのでしょうか。ガーゼで口を塞いだらよけいに息苦しそうではありませんか。ここのところはこの後ご紹介する「呼吸トレーニング」を理解していただくためにとても大切なことです。

では、なぜHさんがガーゼで口を塞いだことで呼吸が楽になったのか、そのメカニズムを説明しましょう。

ストレスの項でも書きましたが、私たちがハラハラしたり、ドキドキしたりすると呼吸が早まります。その結果、普段よりたくさんの空気を何回も吸いこんでしまうことになります。この時、空気中の酸素は確かに前より多く体内に入るのですが、それでも依然として呼吸はもとのようにゆっくりになってはくれません。

でもガーゼで口を塞ぐと、吸い込む空気は急に減ります。それと同時に吐きだされる息もとても少なくなります。ここが肝心なところです。

Hさんがガーゼで口を塞いだ時、息がしにくくなって吸い込む酸素は減ります。そしてガーゼで塞いだ口の周囲にある、自分の吐いた息をもう一度吸い込むことになります。69ページで説明したことのくり返しになりますが、私たちの吸う息と、吐く息は同じではありません。大きな違いは二酸化炭素の量です。驚くべきことに、私たちが吐く息のなかには吸う息の150倍の二酸化炭素が含まれています。

残念ながら、空気は透明ですのでこの違いは目に見えません。

二酸化炭素は健康の守り神

この二酸化炭素を多くふくんだ吐く息こそ、私たちの体を健康に保ってくれる大切な「守り神」なのです。酸素をいくら吸いこんでも、呼吸が楽にならなかったことでお分りのように、私たちの脳は酸素の量によって呼吸を調節しているのではありません。

脳はこの二酸化炭素の量をいつでもモニターしていて、その量が多いか少ないかで呼吸を調節しています。つまり二酸化炭素の量が多ければ、呼吸は足りていると判断され、「もうそんなに空気を吸わなくてもよい」というサインがでるのです。

それでだんだん呼吸はゆっくりとなり、Hさんの呼吸困難も治ったというわけです。

これはペーパーバック法といって、ショック状態になった場合に行う方法と同じ原理です。

ショック状態（過呼吸）で呼吸が早まってパニックになった人にペーパーバックを頭からかぶせ、これまで吸っていた空気ではなく、自分の吐いた息を多く吸わせます。するとだんだん落ちついてきて、ショック状態は治り、呼吸はゆっくりに戻ります。

ショック状態になる場合は、いろいろな要因があります。

例えば、血液やリンパの循環や呼吸、消化、発汗・体温調節などの生命維持に必要な機能の調節を司っている自律神経系は、交感神経と副交感神経というふたつの神経系から成り立っています。そして、この交感神経と副交感神経というふたつの神経系は、シーソーのように絶えずバランスが保たれています。

今、心理的な不安があると、ストレスでこのバランスが崩れ、交感神経が興奮した状態で、副交感神経がうまく働いてくれないという現象が起きます。そして自律神経失調という状態になり、過呼吸になりやすくなります。

どんどん呼吸が早くなって脈拍も上がり血圧も上がります。そんな時にペーパーバック療法は有効です。自分の吐き出した空気をもう一度吸うという行為です。

空気中の二酸化炭素は０・０３％しかありませんが、吐き出した空気の中にはその１５０倍の二酸化炭素が入っています。

ペーパーバックに吐き出された自分の二酸化炭素を吸いこむわけですから、脳は呼吸をゆるめなさいという指令を出すことになります。

ただし、過呼吸は一過性の症状なので、ペーパーバック法を繰《く》り返すことはお勧めしません。むしろ、日頃からの正しい呼吸法を知っていただくことが大事だと思います。

ずっと昔に大学で教わったのですが、その時は詳しい原理をうまく理解できませんでした。この原理は今お話したように、脳が二酸化炭素の濃度をモニターしている点を利用しています。呼吸をコントロールする上で二酸化炭素は重要な働きをしているのです。

こんなに大切な二酸化炭素ですが、酸素ほど人気がなく注目もされていません。みなさんの中には、老廃物と一緒に捨てられる、「いらないガス」と思っている人も多いと思います。

どうでしょうか、二酸化炭素の大切さをお分りいただけたでしょうか。この大切さをお分りいただけると、呼吸トレーニングも間違いなく上達します。

「睡眠時無呼吸症候群」と口呼吸

「寝てる時、息止まってたよ」

もし家族にそう言われたら、あなたならどうしますか？

多分「え？　ほんと？」と言いつつも、結局は何となくそのままにしてしまうと思いませんか。

眠っている時に息が止まる「睡眠時無呼吸症候群」と言えば、多くの人が「居眠り運転を引き起こす」など睡眠不足の原因としか思わないかもしれません。

また、長距離の移動に利用が高まっている高速バスですが、まだ記憶に新しい高速バスの事故でも、運転手と「睡眠時無呼吸症候群」の関係について論じられました。「睡眠時無呼吸症候群」は、私たちの口や喉《のど》の筋肉がリラックスして、舌が喉のほうへ下がり、空気の通り道を塞いで酸素が通らないようにしてしまうことによって起こります。

最近の研究では「睡眠時無呼吸症候群」が、糖尿病や高血圧、脳卒中や心臓病などの重い病気まで引き起こすことが明らかになってきました。

しかも、これまで「睡眠時無呼吸症候群」の患者さんの典型とされてきた「太った男性」とは関係なく、「女性」でも「やせた人」でも、あごが小さい人は簡単に「睡眠時無呼吸症候群」になってしまうことが明らかになってきたのです。

また、私たちアジア人は欧米白人と比べて、肥満は少ないのに「睡眠時無呼吸症候群」の人が多いことが分かっています。日本では200万人が、この「睡眠時無呼吸症候群」

であると言われています。しかも、ほとんどの人が気づいていません。

50歳の女性Aさんは3年ほど前から、日中、極度の眠気に悩まされてきたひとり。最低でも6時間は寝ているのに眠気がとれないのです。

さらに大きな疑問は、Aさんが肥満と無縁であること。身長160センチ、体重50キロ。30年以上ほとんど体型に変化はないというのです。

「睡眠時無呼吸症候群」の大規模調査によると、50歳を境に女性患者の割合が急増することが明らかになりました。

いったいどういうことなのでしょうか？　「睡眠時無呼吸症候群」は、男性それも肥満した男性に多いと思われてきましたが、最近の研究では女性や、やせた人にも増えてきていると報告されています。原因は女性ホルモン「プロゲステロン（黄体《おうたい》ホルモン）」の減少によるものと考えられています。

もともとこのホルモンには脳の呼吸中枢を刺激する働きがあり、これにより呼吸中枢は横隔膜や呼吸筋を収縮させて肺が広がり、空気が入って体は酸素を取りこむことができます。本来、女性は男性よりも呼吸を安定させる働きが優れているのですが、閉経をきっかけにプロゲステロンが減少することで、「睡眠時無呼吸症候群」を招きやすくしているのです。

病気を引き起こす「睡眠時無呼吸症候群」

さて、男性でも女性でも、太っていてもいなくても、気をつけなくてはいけない「睡眠時無呼吸症候群」。これが実はいろいろな病気を引き起こす原因となっています。

最近の研究では、「睡眠時無呼吸症候群」が高血圧や糖尿病まで引き起こすことが明らかになってきました。

なぜこんなことが起こってしまうのでしょうか？

実は、呼吸が止まって酸素不足になることだけが問題ではありませんでした。むしろ、呼吸が戻って急激に酸素量が回復すること。これを一晩中、何度も繰り返すことが危険だったのです。

酸素量が急増すると血中に活性酸素が発生し血管を傷つけます。さらに酸素量の急増を繰り返すことで眠りを妨げられると、夜に血圧を下げてくれる機能が働きません。その結果、高血圧を引き起こすのです。また、最近の研究では、酸素量の急増を繰り返すことがインスリン（膵臓《すいぞう》から分泌されるホルモン）の働きを弱め、糖尿病につながることまで指摘されています。

さて、こんなに怖い「睡眠時無呼吸症候群」ですが、自分のリスクが高いかどうかを自分で判断する方法があります。それは空気の通り道が、広いか狭いかを知る方法です。まず、顔が映る鏡を用意してください。

以下のことに注意して自分で試してみてください。

（1）頭はまっすぐ。後ろに倒れないようにします。

（2）口を大きく開けて舌を前方下方に出します。

（3）この時、声を出さないようにしてください。出すと口蓋垂《こうがいすい》（いわゆる「喉《のど》ちんこ」）の位置が変わってしまいます。

さあ、どうでしょう。

喉の奥の「喉ちんこ」が見えましたか。子どもは誰でも「喉ちんこ」が見えます。でも中年になると見えなくなる人が多くなります。見えない場合は「睡眠時無呼吸症候群」の疑いがあると考えられます。

「睡眠時無呼吸症候群」になりやすい人

実は、あごは舌をいれる「器」です。あごが小さいと舌は奥へと押しやられて、空気の通り道を塞いだり狭くしたりしてしまいます。欧米人と比べると日本人の顔は、正面から見て横に広く平坦です。

これは上あごの骨の、鼻のほうへの発育が欧米人より少ないからです。受け口の人以外は、下あごは上あごの内側にあります。

上あごの前のほうへの発育が悪いと、結果的に下あごも後ろに下げられてしまいます。こうなると舌の「器」はどんどん小さくなり、舌は空気の通り道へ張り出し、空気を通りにくくしてしまいます。

この状態を横顔で見ると、下あごから喉《のど》にかけてのラインにくびれがなく、直線的になっています。いわゆる「あごがない」ように見えます。これが「睡眠時無呼吸症候群」になりやすい人の外見上の特徴です。

では次に外見以外の「睡眠時無呼吸症候群」になりやすい人の「目安となる症状」を紹介しましょう。

(1) 高血圧　「睡眠時無呼吸症候群」の代表的な症状です。夜間の高血圧を翌朝に引きずるケースが多いため、特に起床直後の血圧が高い人は疑わしいと考えられます。
(2) 日中の眠気や疲労　単なる睡眠不足ではなく、睡眠時間をたっぷりとった翌日でも、日中の眠気や疲労を感じる人は疑わしいと考えられます。
(3) 大きないびき（普通の話し声より大きないびき）
(4) 無呼吸の指摘　家族や友人に睡眠中の無呼吸を指摘されたことがある人は疑わしいと考えられます。

「睡眠時無呼吸症候群」は放っておいてはいけない恐ろしい病気です。指摘した4つのうちひとつでも当てはまる人は、すぐにでも「呼吸トレーニング」を開始しましょう。

ここで紹介する「呼吸トレーニング」の目的は、間違った呼吸パターンを見つけ出し、改善して体のバランスをもう一度取り戻すことにあります。

私たちの体は、いったんバランスを欠いた状態で機能させると、自然に元に戻すことはできなくなります。自分で意識的にトレーニングしない限り、様ざまな症状を治すことはできません。多くの人が体のバランスが正しく機能しないことによって引き起こされる、様ざまな問題に苦しんでいます。

まず呼吸を正しく治して、体のバランスも良くしましょう。あなたがどう感じているかは、あなたがどう機能させているかが反映された結果です。今あなたがしていることを変えない限り、今感じている不健康な状態も変えることはできません。

第3章

機能を治療する本当の価値

機能矯正を理解して早期治療を！

早期の「機能矯正治療」が理想

私が直接的、あるいはセミナー受講生の先生方を通じて、間接的に診断する子どもたちの数は1か月に数十人を数えます。大学病院でさえ新しい矯正患者さんは1か月に数人ですから、大学の10倍くらいの数になります。

それらの子どもたちに共通しているのは、上あごの発育が良くないということです。もっとも多いのは上あごだけでなく、上あごも下あごも発育が良くないというパターンで、顔だけみると一見バランスが良く見えます。これは上下のあごが、本来の大きさになってないということで大きな問題です。上あごが十分に大きくならないと、下あごはその影響を受けて大きくなれません。これでは「歯並び」が良くなるはずはありません。しかし、問題は「歯並び」だけではありません。もっと重要な、全身的な問題が隠れているのです。

「機能矯正治療」の見地から、各章の具体例で説明したことをもう一度まとめてみましょう。

上下のあごの発育が良くないと、空気の通り道は狭められます。もしそれらの子どもた

口腔内のリンパ組織

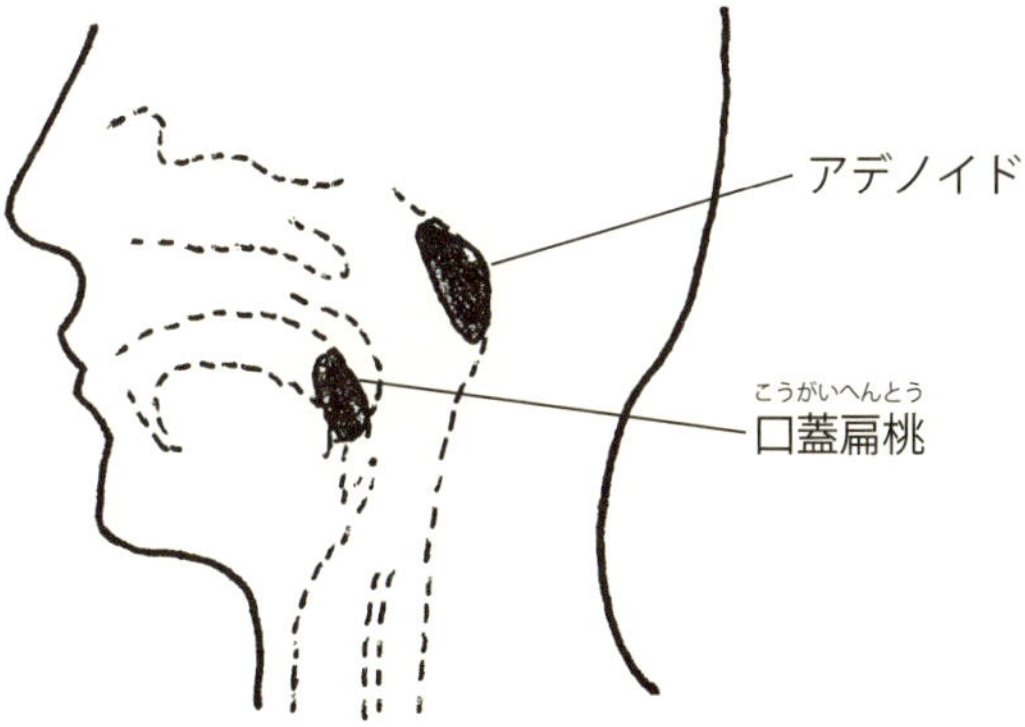

口を大きくあけたときに、喉の奥の両わきから飛び出しているように見えるリンパ組織のかたまりが口蓋扁桃《こうがいへんとう》。また、鼻のいちばん奥の突きあたりの部分にあるリンパ組織のかたまりがアデノイド。

ちがアレルギーを持っていれば、空気の通り道はさらに狭められます。というのはアレルギーのために、喉《のど》にある「扁桃腺《へんとう》」、「アデノイド」と「口蓋扁桃《こうがいへんとう》」が腫《は》れてしまい、空気の通り道に出っ張ってくるからです。(99頁図参照)

こうした子どもたちは、夜、鼻呼吸がうまくできないために口で息をしてしまいます。時にはいびきをかいたりします。無呼吸のある子どももいます。こうした子どもたちは眠りの質が良くないので、寝ている時間が長くても十分に疲れがとれません。そのため、昼間も眠いと感じている子どもが多くいます。

当然学校の授業で集中力を欠きます。成績が良いはずはありません。

しかし、問題はもっと深刻です。夜、口呼吸をしながら無呼吸が起きたりすると、心臓に大きな負担がかかります。つまり心臓病予備軍になってしまうわけです。

下あごが上あごを追い越して大きくなってしまい、受け口になることもあります。同じ受け口でも、下あごの大きさは普通なのに、上あごが極端に小さい場合があります。一見見た目は同じですが、上あごが小さい場合のほうが治療が困難です。

上あごはいくつもの骨が組み合わさってできています。その発育を促すのは舌の力です。舌が十分に上あごを押さないと骨と骨の間の縫合《ほうごう》という溝に力がかからず、そこに新しい骨ができてくれません。

舌がこうした本来の力を発揮できないのは、空気の通り道が狭く、舌が本来の位置へ行くと苦しいので、本来より低い位置にうずくまるようにしているからです。こうなると舌の力は上あごではなく、下あごにかかるようになります。しかも、力のかかる方向が、下に向かいます。下あごは右の横顔からみて、やや時計回りに回転し、いわゆる「えら」がない、あごの下がった顔立ちになります。顔は本来よりも長くなり、上下の前歯が離れて口を閉じにくくします。これがいわゆる「アデノイド顔貌《がんぼう》」です。

「アデノイド顔貌」になると、ものを飲みこむ時や発音する時の舌の使い方に悪影響がでたり、発音がはっきりしなかったり、赤ちゃんがおっぱいを飲むのと同じように、舌で前歯を押すように飲みこむ癖《くせ》がついたりします。「アデノイド顔貌」は、早期に機能矯正をすることで成長を改善することができ、長い顔ではなく凹凸のはっきりした聡明な顔立ちになります。

問題は「歯」ではなく「骨」

「きれいに生えていた乳歯が抜けた後に、大きな前歯が2本、曲がって生えてきてしまったんです。治したほうがいいでしょうか?」

6歳になって乳歯が抜ける頃には、こうした心配で来院するお母さんがたくさんいます。

「この曲がった永久歯はすぐにまっすぐに治さなくてはいけないのでしょうか？」

「またなぜ曲がってしまったんでしょうか？」。

どうです皆さん、歯が曲がって生えてくる子どもと、まっすぐに生えてくる子どもでは何が違ったのでしょうか？　歯が曲がって生えたのは、曲がって生えるような遺伝情報を持っていたからでしょうか？。

歯の形や大きさは遺伝しますが、歯が曲がって生えるのは遺伝ではありません。問題は歯ではないのです。ですからこの段階で「歯をまっすぐに治す」のは、まったく見当違いな治療です。

もし治してしまうと、その次やそのまた次に生えてくる歯の場所が無くなってしまって、かえって悪くなる可能性があります。

問題は「歯」ではなく「骨」にあります。

上下の前歯が曲がって生えてくるのは、上下のあごの骨が小さいからです。

3人掛けのイスに4人が座ろうとした状態を想像してください。4人ともまっすぐ座ることができず、少しずつ浅く腰掛けることになります。歯の場合もちょうど3本分くらいのスペースに4本が生えようとすれば、それぞれが別々の方向を向くことになります。

歯が曲がって生えてきたのは、〝あごの骨の成長がよくありません〟というサインなのです。そのサインに気付いて、骨の成長を悪くしている原因を探さなくてはいけません。

ここでもうひとつ見逃してはならないことがあります。歯が曲がるのは、骨の発育が悪いためだと言いました。それはつまり顔を造る骨の発育が悪いということになります。これでは〝バランスのよい顔〟に育つわけがありません。

私たちの体の中で、顔ほど生まれた後の条件の影響を強く受ける部分はありません。それは、顔を造る骨の形と大きさが遺伝で決まるのではないからです。それは骨のまわりにある筋肉などがどの方向に、どのくらいの力と頻度《ひんど》で骨に働きかけるかによって決まります。

分かりやすい例をあげると、右利きの人は右手のほうが左手より少し大きくなり、左利きの人では左手のほうが少し大きくなります。つまりよく使うほうの手がより大きくなります。これと同じことが顔でもおこっています。

ただしその仕組は手のように単純ではありません。私たちは誰でも健康そうな顔にあこがれています。小さな子どもたちでさえ、人の顔のバランスが自然で好ましいかどうかを、瞬時に判断する能力を持っていることが、研究で分かっています。

私たちが顔のバランスを瞬時に感じ取る能力を、生まれながらにして持っていると述べましたが、それは人の顔ばかりでなく自然界にあるいろいろな物に存在するバランスに対してです。私たちはそれを「黄金分割」と呼んでいます。

私たちが映画やテレビでみる俳優さんたちの多くは、その顔が「黄金分割」を満たしています。そしてここで重要なのは、それらの俳優さんがみんな、しっかりと唇を閉じることができて、鼻がすっきりしているという点です。

そう、彼らはみんな「鼻で息をしている」のです。

歯並びを治して寿命を縮める

6歳の時に、アデノイドが腫《は》れていて、空気の通り道が塞《ふさ》がれ、苦しいために「口呼《くちこ》吸《きゅう》」になってしまったT君は、その時に適切な治療を受けられませんでした。というのもその時は、「きれいな歯並び」だったからです。

3年間ずっと「口呼吸」を続けて9歳になりました。

T君の顔は、まるで別人のようになってしまいました。顔はずっと長くなり、前歯はかなり出っ歯になりました。鼻の形もごつごつした感じになり、目のまわりにはしわが入り、眼の下にはくまができています。唇はぼってりとして乾燥しています。下あごにはうめぼしのような筋肉のしわができています。

もし、6歳の時に「歯並び」だけを診るのでなく、呼吸の仕方まで診断して治療を始めていれば、この9歳のT君の顔は「この世に存在しない」ものだったのです。

いったん、ゆがんでしまった骨を治すのには、たいへん長い時間がかかりますし、いったん大きくなった骨を小さくすることはできません。

ドイツ矯正学会は「なるべく早く治療をしたほうがよい」状態をいくつか例としてあげています。その中で私がよく目にするのが「顔の左右非対称」です。

顔が左右非対称になる原因は、本来は上あごの中に下あごが入らないといけないのですが、上あごが小さいために下あごが上あごに入りきれない方がいます。すると、下あごはどこかに落ち着かなければならず、そうすると左右のどちらかにずらして安定を取らないと下あごが落ち着きません。これが、ずっと続くと骨の長さが変わります。例えば、ずれたまま2年間放っておくと、本当に右と左の顔のゆがみができます。この症状は、機能矯正装置を使うと治すことができます。

このように多くの場合は下あごのゆがみです。これは3歳であっても、見つけたらなるべく早く対応すべきです。早く治療すれば左右の差は成長の中に組み込まれて、まったく分からなくなります。ある程度の骨格ができるまで、歯がすべて生えそろうまで待ってからの治療は避けたい治療法です。

私は、3歳であっても、見つけた時点で空気の通り道をチェックし、それが狭ければ広げるように、すぐに治療を行います。

残念なことに、従来型の「歯並びの矯正治療」をすると、空気の通り道がかえって狭くなる場合があります。極めつけは、「歯並びの矯正治療」の際に、小臼歯《しょうきゅうし》を抜いてしまう治療です。この治療法を行うと、ほとんどの場合に空気の通り道は狭くなってしまいます。

歯並びが悪くなったということを、上あご、下あごの適切な咬《か》み合わせという問題から捉えず、口の中のスペースと歯の大きさの不均衡ということからのみ捉えると、歯の数を間引するという考え方がでてきます。

歯並びだけを考えると見た目は同じように綺麗《きれい》に治るかもしれませんが、あごの大きさが小さくなるので舌の大きさと合いません。それだけでなく本来よりも小さい歯並びの列ができるということは、あごの位置そのものも後ろのほうにいきます。

後ろというのはもう行き止まりなので、舌は空気の通り道にはみ出すことになります。すると、空気の通り道の面積、容積を減らすということになって、無呼吸を助長するということになります。

さらに、従来型の「歯並びの矯正治療」では、治療後の経過にも問題があります。歯並びを作るのは、舌や唇の位置と舌の力や唇の力のバランスが悪いことが原因です。その結果が不正咬合《こうごう》を作ったのですから、それを治療しないで歯だけを治せば、いずれまた元の不正咬合に戻ってしまいます。

舌がどの位置にくるとか、唇がどこを押すとかを全く無視して、歯にくっつける矯正装置を使って歯だけを治療してきれいに並び替えることはできます。でも、その治療方法では舌も唇も全く影響を受けていませんから、舌や唇は治療する前とまったく同じです。

つまり、舌や唇の位置を変えて本来の位置に戻す治療をしないと、歯も本来の位置に戻りません。

極端な言い方をすれば、「歯並びを治して寿命を縮める」ことになります。

21世紀の歯科治療は、空気の通り道を広げ、「呼吸トレーニング」で鼻呼吸を身につける人たちを応援することが目標です。

治療法にも大きな落とし穴が

「先生、うちの子は交通事故で前歯が1本抜けてしまいました。歯が隙間《すきま》だらけでおかしいので治したいんですが、お願いできますか？」

お母さんはいかにも心配そうです。

S君は、交通事故で上の左側の前歯を1本失っていました。この場合のように歯の数が足りなくなると、私たちの体はどのように対応するのでしょうか。

無くなった部分の両隣の歯が、無くなった場所へ向かって動き、空いたスペースが目立たなくなるようカモフラージュしようとします。でも実際は、動くのは隣りの歯だけでなく、無くなった歯のスペースに向かって、すべての歯が少しずつ動いてしまいます。

S君の場合は、交通事故で歯を失ってからすでに数年経っていたので、上の歯並びは全部の歯がそろっていた時と比べて、ひとまわり小さい歯並びになっていました。

その上S君の場合は、もうひとつ特別な問題がありました。

下の前歯も1本足りないのです。これは先天的な歯の数の不足です。歯の元をつくる遺伝子に異常が生じて、うまく歯ができなかったのです。

「上と下の両方とも1本ずつ歯が足りません。どういう治療が最も良いか、レントゲンを撮って調べてみましょう」

S君の場合は、足りないのは1本だけでしたが、上または下の小臼歯が左右とも無い場合もあります。中には、６本以上の歯が足りない場合もあるのです。

S君は上だけでなく下の歯並びまで小さくなっているわけです。

上も下も1本ずつ歯が足りない訳ですから、上下のバランスは悪くないのでは……？そう考えて上下とも歯と歯の隙間をみんな閉じて、きれいに並べようとする先生もいます。じつは、こういった治療をしている日本の歯科の先生は全体の90％以上です。

広げるという治療はとてもむずかしい治療です。固定式の装置しか使わない歯科ではなかなかできない治療なのです。歯の並び替えをする装置しか持っていない歯科は、狭める治療しかできません。全部歯がそろっていた時より、上下ともに小さな歯並びを作ってうまく噛み合わせようとするのです。

確かに歯並びだけを考えれば、この歯の列を小さくする治療法も悪くないでしょう。ところがこの治療法には大きな落とし穴があります。それは上下の歯の列を小さくしたことによって起こる、恐るべき落とし穴です。

歯並びの問題で、歯の数が足りない子どもたちが大勢います。これは、遺伝の段階で歯の数を決める遺伝子が傷つくと生えてくる歯の数が少なくなります。こういった問題を抱えて生まれてくる子どもは1割くらいいます。

30年くらい前と比べると増えています。すごい数ですが、現状では保険治療の対象にはなっていません。

少ない歯の数に合わせる治療を選ぶということは、本来発育すべき大きさをもうあきらめて、歯並びのためにより小さくするということで、この治療をすると舌の位置が本来行くべき位置よりもさらに後ろに下ってしまうので、これも空気の通り道を非常に狭くする、大きな原因です。

とても大切なことなので、繰り返し説明しておきます。

まず上の歯の列が小さくなれば、上の前歯は前よりも少し舌のほうへ後退します。それによって下の前歯は後ろに押され、下あご自体も後退することになります。

上も下も歯並びが小さく、下あごが後ろに下がってくると、中にある舌も後ろへ下がらざるを得なくなります。そして、舌は気管支の後ろのほうに落ち込んでしまいます。

空気の通り道が狭くなると、鼻からの呼吸だけでは苦しくなって、口でも呼吸するようになります。また、睡眠時には寝ることによってさらに空気の通り道が狭くなり、睡眠時無呼吸になりやすくなります。これが続けば心臓への負担は増して、恐ろしい心筋梗塞などの危険性が高くなります。

実は、空気の通り道が狭くなることのマイナスはこれだけではないのです。

寝ている間に無呼吸が起こり、酸素の供給が止められると脳の記憶に関連した細胞に酸素が届かなくなり、その一部が死んでしまうことが最近わかりました。

睡眠時無呼吸がある人はアルツハイマー病になりやすいという訳ではありませんが、アルツハイマー病の患者さんの70～80パーセントが睡眠時無呼吸であると言われています。また、子どもで無呼吸がある場合などは、記憶することが苦手で学校の成績にも悪い影響が出るでしょう。

歯並びの話から始まり、心臓病とアルツハイマー病の話にまで結びついてしまうのですから、たかが歯の治療と侮《あなど》ってはいけません。いいかげんな歯の治療をしていると、寿命は縮まってしまいます。

歯並びだけでなく呼吸を考える治療を

「いいですか、歯並びだけを考えれば、すべての隙間《すきま》を埋めるように歯を動かして、上下が咬《か》み合うようにする治療も可能です。でも呼吸のことまで考えると、S君が本来持つべきであった状態、つまりすべての歯があったのと同じ状態を取り戻すことが重要です」といって、S君とご両親にレントゲンをお見せしました。

S君のレントゲンで空気の通り道をみると、狭いところは3ミリくらいしかスペースがありません。

日常生活をしている状態、起きた状態で3ミリですから、就寝時に筋肉がリラックスすると、空気の通り道はほとんど塞《ふさ》がってしまいます。

その時、ご両親と私の会話は以下のようなものでした。

「もし、この空気の通り道を広くしないで、このままで歯並びを治してしまうと、狭い空気の通り道はもう治すことができなくなってしまいます」

「先生、それは困ります、何とかしてください」

「ですから、本来すべての歯があったように治せばよいのです」

「では、その方法で治療してください」

「ただし、すべての歯がそろったように治すには、失った歯の部分に、大人の骨格に変わるまでの間「仮の歯」を入れなくてはなりません」

S君の場合は、交通事故との関連があったので、治療計画と治療費の見積もりを、ご両親だけでなく保険会社にも送りました。そして、担当者にも説明して了承をもらってから、すべての治療をスタートさせました。

2年後に矯正治療は完了しました。

「本当に顔が変わりました。ありがとうございます」ご両親も、本人もたいへん喜んでくれましたが、これで治療が終わったわけではありません。大人になるまでは、治療してできたスペースに「仮の歯」を入れておかなくてはなりません。

S君の場合、ご両親が十分に理解してくれたので、たいへんスムーズに治療が進みました。でもまだこうしたケースは多くないのです。

数年経って18歳になったS君に、インプラントの手術をしました。そして健康な歯を削ったりすることもなく、無くした部分に歯が入り、これで本来の歯並びが取り戻せました。

S君は、上の歯並びも下の歯並びも、本来の全部の歯がそろっていた時のように、より大きな列になるように治療しました。

大きな歯並びができることによって、下あごもより前のほうへ動き、舌には大きなスペースが与えられ、後ろへ縮こまっている必要はありません。これによって空気の通り道は広がります。

この治療によってS君は正しい呼吸と、より健康な体とバランスの良い顔と、きれいな歯並びを手に入れることができました。

S君の趣味は、「和太鼓」です。

高校生の全国大会で活躍していることを定期健診の時に教えてくれました。

「機能矯正治療」で驚きの効果が

「Oちゃん、診療室へ入ってください」

「ハイ！」といって、元気に治療イスに腰掛けるOちゃん。今でこそ、こんなにいい子ですが初めはたいへんでした。

初めの頃は、待合室でじっとしていることができず、あちこち歩き回ってちっとも言うことを聞きませんでした。

「機能矯正治療」を始めて口の中に機能矯正装置を入れて3ヵ月、お母さんは驚きました。治療室へ入ってくるなり、「先生、うちの子は学校で、急に大人しくなったけど、何かあったんですかって、担任の先生に聞かれたんです」と言います。

「そうですか。それは『機能矯正装置』のよい面が出ましたね」と私。

Oちゃんのように、口の中に様ざまな機能矯正装置を入れることで、毎日の生活態度がとても落ち着く子がいます。

なぜでしょう？　それにはふたつの理由があります。

（1）自律神経のうち交感神経の緊張がとれたこと。
（2）空気の通り道が広がって鼻呼吸がしやすくなったこと。

もともと「口の中」はとても敏感で、そこへ機能矯正装置のようなものが入ると、口の中が刺激されて、たくさんの唾液が出ます。唾液が出る作用は交感神経の緊張をリラックスの状態に持っていきますので、心が落ち着きます。

機能矯正装置を使っている子は、夜寝ている時にも装置を入れたまま寝ます。

多くの機能矯正装置は、空気の通り道を広げるように設計されていますので、ぐっすりよく眠れるようになります。口呼吸がしにくく鼻呼吸がしやすくなります。もちろん無呼吸も起こりません。

矯正治療をしたことが、子どもの心にまで影響を与えるなんて、考えたことがないかもしれませんが、本当によくあることなのです。

実はまだ日本では行われていませんが、私のドイツの友人である歯科医は、ダウン症の子どもたちにも積極的に機能矯正装置を使っています。

0歳のダウン症の子どもたちは小児科専門医の診断を受け、どのような機能矯正装置が効果的かを私の友人の歯科医と相談し、一人ひとりの症状に合わせて設計してつくります。

まだ0歳ですから、もちろん口の中に歯は一本もありません。それでも赤ちゃんは器用に装置を入れています。

そして驚くほどの効果がでます。

機能矯正装置を入れなかった子どもたちと比べて、運動能力も知力も向上することが確認されています。日本にまだ導入されていないのが残念です。

「機能矯正治療」がただの「歯並び」の矯正と違う点を、さらに例をあげて後述しましょう。

よく眠れるというのは、成長期の子どもたちにとって極めて大切なことです。昔から、「寝る子は育つ」といわれていましたが、それは科学的にも証明されています。

「睡眠時間の長い子どもほど、記憶や感情に関わる脳の部位「海馬《かいば》」の体積が大きかった」ことが東北大の研究チームによって明らかにされました。実は、「うつ病や高齢者のアルツハイマー病患者の海馬の体積が小さい」ことも分かっています。

これは、睡眠時無呼吸症候群があると、記憶に関連する細胞に酸素が運ばれなくなって、細胞が死んでしまうことでも裏づけられています。

子どもの時に、夜更かしの習慣がついたりすると、健康な脳の発育は望めません。

私たちは、東日本大震災で「十分な睡眠を取れず、ストレスを感じたことが、子どもの脳にどう影響を与えるのか、見ていかなければなりません」し、眠りやすい環境の整備にも気を配らなくてはなりません。

「機能矯正治療」の本当の価値

M君が「機能矯正治療」を始めて一年たった冬、風邪が大流行しました。

それまで風邪がはやれば、まっ先にかかってしまっていたM君ですが、その年は風邪を引きません。

「どうです、風邪を引きにくくなったでしょう」

「そうなんです。今まで毎年風邪を引いて熱をだしていたんですが、今年はぜんぜん引きません。学校も休まずにすんでいます」

「そうでしょう。今までは知らないうちに口からいろいろなばい菌がたくさん入っていたので、喉にあるリンパ組織がいつも大活躍して腫《は》れていたんですよ」

「ところが今年は機能矯正装置のおかげで鼻で息ができるようになったんですよ。だからリンパ組織はとても元気です。それで少しくらいばい菌が入ってきても退治できるんですよ」

「そういえば、いつも寝ている時に大きなイビキをかいていたんですけど、このごろはとても静かで、ちゃんと息をしているかしらと思うくらいなんです」

「そうですか。それはよかったですね。空気の通り道を広げる治療がうまくいっているようですね。M君が頑張って装置を使ったからですよ。ほめてあげてくださいね。私も治療したかいがあって嬉しいですよ。これで体も歯も健康に保てます。このまま頑張りましょう」

私のクリニックではいつもお父さんお母さんとこんな会話が交されています。これは私にとってはとても楽しい瞬間です。

「機能矯正治療」というのは、取り外しができる特殊な装置を使って歯並びを治す治療法です。これまでは主としてヨーロッパで行われていた矯正治療法です。

この「機能矯正治療」を実践している私たちにとって、ご両親のこうした声を聞くことがなにより嬉しいことなのです。私たちは、単に「歯並び」だけを治しているのではなく、「元気な体づくり」にも貢献していることに大きな誇りを感じています。

子どもの頃の「口呼吸」やイビキをそのままにしておくと、ゆくゆくは心臓病や高血圧などの「生活習慣病」を引き起こしてしまいます。ですからなるべく早い時期に対策をとることがとても大切なのです。

このM君の場合は「機能矯正治療」というヨーロッパ生まれの治療をしたことで、空気の通り道が広がり、いびきをかかなくなって、よく眠れるようになりました。

さらに、今までのように「口呼吸」をしませんので、たくさんのばい菌がそのまま喉《のど》の奥まで入ってしまうこともなくなり、こうなれば、風邪も引きにくくなるわけです。

M君のようなお子さんは日本には何百万人もいます。

ところが、「口呼吸」を治したいと歯科医に来院する患者さんはまだとても少ないのが実情です。

実際には、多くの患者さんが、年齢が高くなって歯並びが悪くなってから来院します。これはとても残念なことです。

確かに、「歯並び」だけを治すのであれば、すべての永久歯が生えてからで良いかもしれませんが、空気の通り道を広げる治療は、早いほど効果的で体の成長そのものにも影響を与えます。

残念なことに今の日本では、M君のように良い結果になって健やかに成長していく子どもさんの数は年に数万人にとどまっています。日本は少子化が極端に進み、子どもたちはたいへん貴重な存在です。ですから、より多くのお子さんたちが健康な大人に成長するように導くことはとても大切です。

そのためには「機能矯正治療」の本当の価値を多くの人に伝えて、ひとりでも多くの子どもたちが健康的な成長を取り戻せるように努力しなくてはならないと感じています。

この例のように「機能矯正治療」で使う治療装置は、呼吸訓練も同時に行うことができるものが多いのですが、本書の141頁から紹介している「呼吸トレーニング」も一緒に行なえば、より効果的です。

大人の「機能矯正治療」

機能矯正は子どもばかりでなく大人にも適応できます。

ただし、成長過程にある子どもたちの治療とは、目的もゴールも違います。

大人の「機能矯正治療」のいちばんの目的は、クオリティ・オブ・ライフを高めることです。クオリティ・オブ・ライフとは、一人ひとりの人生や生活の質のことをあらわし、ある人がどれだけ人間らしい生活や自分らしい生活を送り、人生に幸福を見出しているか、という尺度としてとらえる言葉です。大人の「機能矯正治療」は、日常生活をより快適に過ごしていただくためにすることだと思います。そしてもうひとつは、アンチエイジング、つまり老化防止だと思います。

歯の位置関係が好ましくないと、特定の歯に大きな負担がかかってしまい、欠けたり、割れたり、歯周病が進んだりします。

機能矯正を応用して咬《か》み合わせを改善し、歯にかかる力のバランスを変えると歯は長持ちします。機能が改善すると当然見た目も改善します。

ただし、大人の治療の場合、何年も好ましくない咬み合わせで歯を使っていたという人は、形態が変わってしまっている歯がたくさんあります。程度の問題ですが、すり減りが多い場合には修復治療といって、歯にかぶせ物をし、形態を回復する必要がある場合も少なくありません。

つまり、大人の機能矯正では、矯正治療以外の治療も必要な場合が多いということです。

また、「睡眠時無呼吸症候群」など、直接に歯と関係がない治療でも機能矯正は活躍します。

機能矯正にとって、上あごと下あごの位置関係を改善するのは、最も得意な治療です。適切に診断して装置を選びデザインすれば、睡眠時無呼吸が改善して良く眠れるようになります。後退していた下あごをより前方へ持ってくれば、舌の動ける範囲が増して、空気の通り道が広くなります。こうすることによって呼吸がしやすくなります。その上、心臓への負担が軽減するという、たいへん重要な効果も期待できます。

さて、アンチエイジングについても機能矯正は役立ちます。年齢が高くなると筋肉の力が衰えてきます。舌も大きな筋肉ですが、舌の位置を支える筋肉も衰えてきます。ですから、年をとると舌は少し後退してきます。すると下あごも少し後退しますので、今まできれいに並んでいた、下の前歯が少し重なってきたりします。これは老化のサインです。

そんな時、下の歯を1本抜いて、きれいに並べたりしてはいけません。こうすると後退した下あごは、もう元には戻ってくれません。つまり空気の通り道を狭めたままにしてしまいます。機能矯正装置で下あごを元の位置に戻して、その位置で歯を抜かずに並べなおすことが大切です。そうすれば空気の通り道は狭められず、必要なら少し広げることさえできます。そして、しわも前より目立たなくなります。

なぜなら下あごが前へ出て、筋肉は前より少し引っ張られた状態になるからです。

顔全体の美しさや若返りを取り戻す

加齢と共に気になる顔のたるみやしわの対策として、皮膚を持ち上げ、目立たなくするいわゆるフェイシャルリフトを考えている方がいましたら、あごを本来の位置に戻し骨格を整える「機能矯正治療」も、ぜひ選択肢に加えてください。そうです、「機能矯正治療」は歯の並びだけでなく、顔全体の美しさや若返りにもつながるのです。しわ伸ばしをするくらいならば、あごの位置を変えて筋肉の引張り具合を変えるほうが、しわ伸ばしをするより効果があります。

私のクリニックに76歳の患者さんが来ました。前歯がぐらぐらして抜けそうで咬めないからなんとかしてくれというのです。診断したところ受け口のまま76歳まで生きてきて、前歯がかかる力に耐えきれなくなってしまったようです。抜くのは簡単ですが、そうするとほかの歯も、次々と力に耐えきれなくなることははっきりしています。総入れ歯をつくるしかありません。

患者さんにお話すると、ここまで自分の歯で生きて来られたから入れ歯はいやだということです。「では、咬み合わせから全部治さなくてはなりませんよ」とお話すると、ぜひやりましょう、というお返事です。

機能矯正に必要な資料を用意して、説明してすぐに治療を開始しました。機能矯正装置を使っていただいて1週間で、ぐらぐらしていた歯は、まったく動揺しなくなりました。そしていろいろ工夫しながら、機能矯正と修復治療を組み合わせて治療していきました。1年後咬み合わせも受け口も治り、すべての歯がしっかり咬み合わさるようになりました。治療後のレントゲンを撮って治療前と比べてみて驚きました。舌の位置が低い位置から、高い位置へ大きく変わっていました。77歳でもこんなに変わるのかと我ながら驚きました。患者さんは自分の歯で何でも食べられるとたいへん喜んでくれました。

知って欲しい11のシステム

歯並びを治す矯正治療をする時に、歯に金具をつけ、そこにワイヤーを通して治すのが今の歯科の一般的な治療法です。この方法ではいくら歯を引っ張ってきれいに並べても、その90パーセントが後戻りすることが知られています。そして、患者さんは、また矯正治療を繰りかえします。いつまでたっても矯正治療は終わりません。

では、いったいこの治療法のどこに問題があるのでしょうか。

それは、歯並びばかりに働きかけて、その周りの筋肉や舌や姿勢に働きかけていない治療だからです。

間違った治療方法から解放されない限り悪循環が繰《く》り返されて、治療してもまた後もどりしてしまいます。歯並びを治す矯正治療（ハードウェアだけの治療）を優先して、その周りの筋肉や舌や姿勢に働きかけない治療（ソフトウェアに働きかけない治療）をするとこんなことが起きてしまうのです。初めから、歯並びとその周りの筋肉や舌や姿勢（ハードウェアとソフトウェア）の両方に働きかける歯科矯正治療法が、「機能矯正」です。だから、「機能矯正」の場合は、後戻りが少ないのです。

ここで、「歯並び」をハードウェア、「その周りの筋肉や舌や姿勢」をソフトウェアと表現しましたが、歯や口だけでなく、私たちの体はすべてが、このハードウェアとソフトウェアで構成されています。それらは一体となって、まるでコンピュータのように働きます。いや、コンピュータ以上にもっと複雑に一体化しています。

私たちの体は、皮膚に覆《おお》われています。骨格が全体の形を保っています。骨の内側にいろいろな内臓があります。

簡単に説明しますと、私たちの体は11の異なったシステムの合わさったものと言えます。その11のシステムうち、2つは主としてハードウェアからなり、残りの9つは、主としてソフトウェアからできています。

（1）血液を運ぶ「循環システム」
（2）リンパ液を出す「リンパシステム」
（3）栄養を取りこむ、排便をする「消化システム」
（4）ホルモンなどを出す「分泌システム」

(5) 情報を取り入れる「感覚システム」
(6) 体を動かす「筋肉システム」
(7) 体の情報処理をする「神経システム」
(8) 子孫をつくる「生殖システム」
(9) 酸素を取りこむ「呼吸システム」
(10) 体を支える「骨格システム」
(11) 余ったものを捨てる「泌尿システム」
の合計11のシステムです。

このうち(6)の「筋肉システム」と(10)の「骨格システム」が主としてハードウェアからなっています。

これらの11のシステムは個々に独立したものではなく、お互いに影響し合って働いています。

良いハードウェアは、良いソフトウェアを助けます。バランスの良いハードウェアは、バランスの良いソフトウェアによって生まれます。

こうなっているのが理想的ですが、なかなかうまくはいきません。現実には、日常生活を送る上でいろいろな理由で、ハードウェアは傷つけられます。そして、ハードウェアが傷ついたことによって　いろいろな補正行動が繰り返され、やがてはソフトウェアの故障を招いてしまいます。

傷ついたハードウェアはいつも何とかしてソフトウェアの助けをかり、不十分な部分を補うように仕向けます。

これを外から見ると、いろいろな症状が出ている状態に見えるのです。

この症状は、体の思いもよらないところに出たりします。そのため因果関係がはっきりしにくいことが多いわけです。

こんな状態から脱出するにはどうしたらよいのでしょうか。

最も有効な対策は、ハードウェアとソフトウェアの両方に同時に働きかけて改善することです。ハードウェアにばかりに働きかけて、ソフトウェアを置いてきぼりにしたのでは、安定した良い結果に結びつきません。

歯の視点から見ると、「機能矯正治療」ということになります。

「機能矯正治療」とは、歯並び（ハードウェア）と、その周りの筋肉や舌や姿勢（ソフトウェア）の両方に同時に働きかける歯科治療です。ですから「機能矯正治療」の場合は、後戻りが少ないのです。

第4章

自分でできる「呼吸トレーニング」

良い呼吸・悪い呼吸

　この章では具体的な「呼吸トレーニング」について説明していきます。「良い呼吸・悪い呼吸」については1章から3章の中で、様ざまな実例を出してくり返しお話してきました。その実例から「呼吸」についてをおさらいとしてまとめてみましょう。

たいがいの人が、呼吸のしすぎ、酸素を取り込みすぎる浅い呼吸をしています。浅い呼吸とは、1分間に15回前後の吸って吐いてを繰り返している呼吸です。

　それは体にとってみると、非常に効率の悪い呼吸の仕方です。その効率の悪い呼吸の仕方を、効率の良い呼吸に戻すのが「呼吸トレーニング」ということです。

　効率が悪いというのは、余分に酸素を取り込んで、余分に二酸化炭素を吐き出す呼吸のことです。効率の良い呼吸というのは必要量の酸素を取り込んで、本当に必要のない二酸化炭素だけを吐き出す呼吸のことです。

　悪い呼吸をしている人は、体の中に二酸化炭素より酸素が必要以上に存在しています。というのは、酸素は血液で体内の細胞に運ばれ有効に活用されますが、この時、血液が運べる酸素の量は決まっていますから、余分に酸素が入ってきても血液で体内の細胞まで運ぶことができず酸素過多の状態になります。

余った酸素はフリーラジカルになります。フリーラジカルは活性酸素といって、細胞を傷付けます。ですから、たくさんの酸素がフリーラジカルになれば、たくさんの細胞が傷付けられます。

無呼吸状態を防止する

呼吸というのは寝ている時も起きている時も、基本的に鼻で吸って鼻で吐くものです。当然その回数が適切であれば、血圧も高くも低くもないはずです。ところが、もしそれが上手くいかずに、浅い呼吸を繰り返す、あるいは口呼吸も一緒にしてしまうと酸素を余分に取り込み、余分な酸素がフリーラジカルになりたくさんの細胞が傷付けられます。

このように酸素の取り込みすぎは、体に悪影響をもたらしますが、一方、二酸化炭素の取り込み量も体に影響を及ぼします。

人間の体は必要な二酸化炭素の量が決まっています。二酸化炭素がどんどん出ていくと、脳は二酸化炭素を出すなという指令をくだし、その時に呼吸は止まります。それが睡眠時の無呼吸状態です。

呼吸が止まると急速に二酸化炭素が体の中に溜《た》まり、必要な量に達したなというところで、脳は今度は吸いなさいというサインを出します。それが「ウガーッ」という寝てる間の大きな息です。眠りの質と呼吸は大いに関係しています。「睡眠時無呼吸症候群」は心臓に負担がかかるばかりでなく、脳卒中の原因のひとつでもあり、脳卒中が夜中に起きるのはそのためです。

そういった無呼吸状態を防止するにも、「呼吸トレーニング」はもっとも効果的なものです。

1分間の呼吸回数

私たちにとって最も適切な呼吸とは、適切な量の酸素が鼻から吸い込まれ、不必要な二酸化炭素が鼻から吐き出されるというセットを1回として、このセットが1分間に6回の呼吸です。理想は吸って吐いてが6回です。

ところが実際にやってみるとわかりますが、1分間に6回の呼吸ができる人はほとんどいません。多くの人が10回、あるいは12回、あるいはもっと多い人もいます。ということは、1分間に12回という人は、呼吸を2倍していることになります。

呼吸だから目には見えないだけで、2倍呼吸をするということは実際には体のいろいろな部分に悪い影響があります。

もし呼吸の代わりに食事だと考えてみると、毎日、必要な量の倍の食事を食べていれば、当然太るという目に見える悪い条件が出てきますから、注意することになります。

ところが呼吸はそれが見えないので、一見、健康そうに見えます。

そこが呼吸のいちばん怖いところですが、実際良く調べれば、それが高血圧の原因であったり、心臓病の原因であったり、ほかにもいろいろな病気の原因であることが分かっています。

しかしながら、1分間の呼吸回数がこのくらいだと、このくらいの症状が出るといった統計データはありません。因果関係が非常に掴《つか》みにくいのです。

でも、呼吸法を正しく理解してトレーニングすれば、多くの人が持っている様ざまな症状がいろいろな面で改善されることは間違いありません。

自分の体は自分で守る

私がここで紹介する「呼吸トレーニング」はオーストラリアやイギリスでは代替医療

（Alternative Medicine）として、日本でいえば厚生労働省にあたる機関の審査によって認定されています。

もしあなたが一国の厚生労働大臣で、国の財政を圧迫する医療費の高騰を何とか防がねばならないとしたらどうでしょう。

病院や薬に頼らない方法で、自分にそなわった自然の能力を最大限引き出し、健康を取り戻すことを選択するのではないでしょうか。

「自分の体は自分で守る」ための最も効果的で誰にでもできて、特殊な道具も必要としない、それが「呼吸トレーニング」です。

２０１１年３月の東日本大震災は、私たちにいろいろな教訓を残しました。

災害から逃れられても、その後の避難生活で感染などによって体調をくずしてしまわれた方は少なくありません。医療機関もすぐには元のような体制には戻りません。

そのなかで、「自分の体は自分で守る」ことの重要性を多くの方が理解したことは重要だと思います。

ぜん息にも効果を発揮

オーストラリアではぜん息患者が、200万人とも言われています。その人たちがみんな病院に行き、薬に頼る医療を受けるとなると国の予算はいくらあっても足りません。そこでオーストラリア政府は、多くの代替医療をそれぞれ評価し、効果ありと認めたものを公表しました。

ぜん息はとてもつらい病気です。人生を楽しむには何とか克服したい病気でもあります。本書でご紹介する「呼吸トレーニング」がオーストラリアが認定した方法に基づいています。

次の話は、オーストラリアでの「呼吸トレーニング」セミナーに参加した、Kさん親子の話です。「呼吸トレーニング」の具体的な方法を説明する前に、ひとつの体験談としてとてもわかりやすい例をご紹介します。

数年前の夏、ふたりの息子と一緒に、近くで行われる講演会に出席してみることにしました。それは「呼吸トレーニング」を教えてくれるセミナーで、息子たちのぜん息に効果があるかもしれないと考えたからです。

教室には、私たち親子のほかにも家族で参加している人たちが何人かいました。また、若い女性や男性、夫婦で参加している60代と思われるカップルも一緒でした。

始めに、先生から呼吸について、とてもわかりやすい説明を受けました。ふたりの息子たちは10歳と12歳ですが、十分に理解できたようでした。

そして、簡単なテストが行われました。それはリラックスした状態で普通に息をした後に、どのくらい息を止めていられるかのテストでした。私自身は30秒、上の息子Lは15秒、下の息子Mは10秒でした。

息をしばらく止めた後で、初めて吸う空気は何か違った感じがしました。ふたりの子どもたちは鼻をならしながら空気を吸っていました。

そこで先生から説明があり、今体験した少し息苦しい呼吸は、ぜん息の患者さんたちがいつもしている呼吸と同じなのだとわかりました。つまり、息子Lも息子Mもいつもこんなに苦しい思いをしながら息をしていたのだと初めてわかりました。

夜明け前に息子Lが、ぜん息の発作になり、あわてて近くの病院へ連れて行った時のことが頭に浮かびました。息子Lは苦しそうに体を丸め、車の座席にうずくまっていました。苦しそうにしているのに、何もすることができない自分が歯がゆくみじめでした。

そうしたことは何回もありました。病院に行った時に、息子Lのカルテの厚みを見るたび「これで何回目になるだろうか?」「いつまで続けなくてはならないのだろうか?」という不安がよぎりました。

また、そのたびに病院からたくさんの薬をもらいました。飲み薬や吸入薬です。あまりにたくさんの薬を飲ませなくてはならないので、その副作用が心配でしたが、仕方がありませんでした。ぜん息の発作はいつ起こるかわかりませんし、放っておけば死んでしまう危険すらあるからです。

このテストの後で先生から聞いた話には正直びっくりしました。息を止められる時間は60秒間必要で、私自身は2倍の、息子Lは4倍の、息子Mは6倍の空気を吸っているというのです。この空気の吸いすぎこそが息子たちのぜん息の大きな原因だったと理解できました。

この体験談の、空気を食物に置き換えて考えてみると、確かに納得がいきます。つまり必要な量の2倍も食べれば体の調子が悪くなるのはあたりまえでしょう。

それなのにL君は4倍も、M君は5倍もずっと食べ続けていたことになります。

Kさんは「ハッ」と気がついたそうです。子どもたちはいつも背中を丸めたような姿勢で、鼻をならしながら息をしているのを当り前と考えていたのです。それを放っておいて薬ばかり与えていたのです。このままでは薬の副作用でまた別の病気にかかってしまうかもしれないことも、気になっていたといいます。

もともとこの呼吸法はビューテイコ博士というロシアのお医者さんが苦労して発見した方法で、すでに多くのぜん息患者さんが救われたことが説明されました。

ロシアのキエフ近郊で生まれた、コンスタンチン・パブロビッチ・ビューテイコ博士は、（1923年生まれ、2003年没）は40年以上もモスクワの医科大学で人間の呼吸の研究をしてきました。特に、ビューテイコ博士は呼吸と二酸化炭素の関連について50以上の科学論文を書き、ロシア連邦発明発見委員会は、1983年にビューテイコ博士の発見を公式に認め、「二酸化炭素不足治療法」として特許を認定しました。

そして「呼吸トレーニング」のセミナーが開始されました。

5日間のセミナーの中で、人間の体のしくみやアレルギー、食べ物とその消化、呼吸の仕組などが順番に説明されました。そのどれもが子どもたちにも分かりやすく工夫してありました。もちろんこうした説明ばかりでなく、いろいろなトレーニングを受けました。

「呼吸トレーニング」のセミナーが終了し、5日間のトレーニングを親子3人で受けた後、みんなでお別れを言う時に、喜びがこみ上げてきました。車で帰る時に私は幸福な気持ちでいっぱいでした。自分がこの「呼吸トレーニング」を見つけ、子どもたちと一緒に参加したことが、自分の人生も子どもたちの人生をも大きく変えたことを感じました。それは私たち家族ばかりでなく、参加したすべての人たちが感じていたことだと思います。

幸運なことにそれ以来、子どもたちの発作は起きていません。また、今まで飲んだり、吸引していたりしていた薬の量がずいぶんと減りました。このまま改善してくれれば、もっと薬は減らせるかも知れません。

もしも、この「呼吸トレーニング」に出会わずに、今も薬に頼る治療法だけを続けていたらどうなっていたかを考えるとぞっとしました。これからも多くの人々がこの

「呼吸トレーニング」に出会い、その恩恵を受けることができることを心から祈っています。

――いかがですか、このお母さんの体験をあなたもしてみませんか。私自身、この本を書きながら、鼻だけでの呼吸法を実践しています。もちろん体調はすこぶる良好です。

さあ、あなたも「呼吸トレーニング」を始めましょう。

実践

「呼吸トレーニング」

ステップ① 心構え

いよいよ「呼吸トレーニング」の具体的な方法についてご紹介しましょう。

日本人の多くの人が、「病気」とまではいかなくても本当に「健康」とはいえない状態にいます

それを「未病」ということばで表します。この未病の人たちが病気が悪くなって、はっきりした症状がでるという方向へ進むか、それとは逆により健康な方向へむかうかは本人の意志しだいです。

「呼吸トレーニング」は、ふたつのうち、どちらの方向へ向かうかを左右するキーです。「呼吸トレーニング」で体によい呼吸を身につければ、より健康で、病気とは縁のない幸せな生活を手に入れることができます。自分ではまあまあ健康だと思っていても、便秘や下痢や不眠症や肩こりなどに悩まされている人は少なくないでしょう。

そんな悩みをもつ人たち、高血圧や無呼吸症候群で苦しんでいる人の場合にも、「呼吸」の仕方を変えると、これらの症状はかなり改善されてくるはずです。

高血圧の人は血圧が下がり、無呼吸症候群の人は無呼吸の回数が減り、眠りやすくなる

はずです。また、もしその人に自覚症状がなく健康である場合に、「呼吸」の仕方を変えると、より健康な体になります。

肥満で悩んでいたり、ダイエットがうまくいかない人は、「呼吸トレーニング」で改善すると思います。また、「呼吸トレーニング」を続けていると、骨がよい方向に成長して顔の形が整ってきますので、美顔にも効果があります。運動選手の場合であれば、これまでよりさらによい記録を出したり、勝率が上がったりするでしょう。

「呼吸トレーニング」で「呼吸」を変えることは、生活の質を大きく変える力を持っています。「呼吸」の本質を理解して、自分でトレーニングをすることで今までとは違った、いきいきとした生活を手に入れることができます。

以下に、「呼吸トレーニング」のポイントを箇条書きにしました。

（1）正しい呼吸法は同じ動作を繰り返すことで身に付きます。
（2）「呼吸トレーニング」は毎日行うことが基本です。
（3）毎日同じことを繰り返し行います。
（4）日々の成果を期待しても劇的な変化は期待できません。

（5）「呼吸トレーニング」の効果は目に見えないものです。
（6）昨日に比べて今日はこんなによくなったと実感できるものではありません。
（7）1週間、1ヶ月、数ヶ月と続けていくうちに、ゆっくりですが着実に効果が見られるはずです。
（8）その効果を自分のものにするために必ず記録を残しましょう。
（9）記録を残さないでただ漠然とトレーニングをしているだけでは、何をしているのかがわからなくなってしまいます。
（10）少なくとも初めの1ヶ月はしっかりと「呼吸トレーニング」の結果を記録用紙に記入しましょう。
（11）新しい習慣がしっかりと身に付くまでには90日から120日はかかります。

ステップ② 呼吸をチェック

まず、自分の呼吸のしかたが正しいかどうかをチェックしてみましょう。次にあげた項目にひとつでも思いあたるものがあれば「呼吸トレーニング」の効果が期待できます。

(1) 無意識にしている時、上下の唇が少し開いている。
(2) 気がつくとあごを少し突き出した姿勢をしている。
(3) 背中が丸まっている。
(4) 気がつくと両肩が前にきている。
(5) 胸が薄い。
(6) 内またである。
(7) 口の中が乾燥しやすい。
(8) 前歯に茶渋のような着色がある。
(9) 唇の厚みが上下で違う。
(10) 上唇が富士山型である。
(11) 前歯が出ている。
(12) 鼻の穴が下向きというより前向きである。
(13) 顔がむくみがちである。
(14) 胸よりお腹のほうが出ている。

いかがでしたか。思い当たる項目がいくつありましたか。

実際に「呼吸トレーニング」を実践した多くの方が、早ければ1週間でいろいろな変化を実感できると思います。それほど「呼吸トレーニング」の効果ははっきりしています。

私たちは1分間で15～20回、1時間で約1050回、1日で約25000回もの「呼吸」をしています。1日で約25000回もしている「呼吸」の1回ずつが変わると、その影響はとても大きなものとなるのはお分かりいただけると思います。

ステップ③　姿勢をチェック

さあ、「呼吸トレーニング」を始めます。

まず姿勢をよくしましょう。自分で自分を変えようとしなければ、何も変わってはくれません。無意識のうちに口呼吸になってしまった人はたくさんいるのです。

口呼吸の習慣がつくと、知らないうちに姿勢が悪くなります。背中が曲がってねこ背になり、肩がおち、お腹がやや出っ張って、首が前に傾き、あごが上がってやや上向きかげんになる。歩く時もやや内またで歩幅も狭い。典型的な口呼吸の人の外見です。

この姿勢では、「呼吸トレーニング」の効果はとても期待できません。まず、姿勢を変えましょう。

(1) 椅子を用意してください。しっかりと深く腰掛けましょう。
(2) 背筋を「ピーン」と伸ばしてください。
(3) あなたの頭のてっぺんに針がねがついていて、それがあなたを天井へ向かって引っ張っているようなイメージで座ってください。
(4) 首もまっすぐ伸ばしましょう。
(5) そうすると自然とお腹がへこみます。
(6) 両肩もしっかり開くはずです。
(7) 「呼吸トレーニング」はこの姿勢で行ってください。

よい姿勢を維持するには、多くの筋肉を正しく使うことが必要です。特に骨盤《こつばん》の周囲の筋肉、おしりの筋肉、肋骨《ろっこつ》の周りの筋肉などが、正しく使われることが重要です。よい姿勢を維持することは、シェイプアップにもつながります。たるみのない筋肉をつくることで、美しいシルエットを得ることができるのです。

筋肉が鍛《きた》えられれば、骨盤などのゆがみも起こりにくくなりますし、腰痛などにもなりにくくなります。

正しい呼吸とは、横隔膜が十分に上下に動くことで達成されます。そのためには私たちの上半身の筋肉や内臓が、ゆがみなく整った位置関係になっていなくてはいけません。

私たちが、立ったり、座ったり、動いたりする日常の「立ち居振る舞い」が、背筋を伸ばした美しい姿勢で行われなくてはいけません。

「ハッと目につくキレイな女性は何かが違う・・・・・」

「女らしさを立ち居振る舞いから変えてみませんか?」

これは、歩き方のトレーニング教室のキャッチコピーです。「呼吸トレーニング」にも姿勢の改善はかかせません。

ステップ④　脈を測る

脈拍数の計り方を説明いたします。

(1) まず、脈拍の計測には、秒まで計れる時計を用意してください。

(2) 右利きの人は、右手の人差し指と中指を立てて、残りの指は折ってください。

(3) 左手は手のひらを上に向けて全部の指を伸ばしてください。

（4）右手をお寿司をにぎるような感じで、左手の親指側の手首の関節から5センチ位のところにそっと置きます。
（5）そして少し圧をかけて押してください。
（6）すると自分の血管が拍動しているのがわかるでしょう。
（7）時計を見ながら15秒間の脈拍数を数えてください。
（8）162ページの脈拍数換算表から1分間の脈拍数を割り出しましょう。
（9）もし15秒間に20回であれば1分間には80回となります。
（10）その数字を「呼吸トレーニング」記録用紙（161ページ参照）に記入します。

1日の「呼吸トレーニング」における脈拍の変化について血圧の低い人は、「呼吸トレーニング」後も脈拍数は少ししか変わらないかもしれません。でも例え、脈拍数の変化が1回とか2回であってもあなたの血管などの管は緊張がほぐれてリラックスしてきているということになります。

さて、いよいよ脈拍の計測です。秒まで計れる時計を見ながら15秒間の脈拍を計ります。記録の付け方としてAさん（160ページ参照）を例にとって説明します。Aさんの場合、1回目の計測では15秒間で20回でした。ですから1分間では80回となります。月日の隣の脈拍数という枠に80回と記入します。この「呼吸トレーニング」を毎日続けていると、脈拍数も少しずつ減るはずです。高血圧の人の場合は血圧も下がるでしょう。

ステップ⑤　コントロール・ポーズを測定

次に、コントロール・ポーズを測定します。

コントロール・ポーズとは、普通にゆっくりと鼻から息を吐き出した後で、無理なく息を止めていられる時間の長さのことです。このコントロール・ポーズの値は、「呼吸トレーニング」の成果を判断する上で極めて重要な数値です。

このコントロール・ポーズと1分間の呼吸の量の関係は次のようになります。

（1）あなたの「コントロール・ポーズ」が45~60秒の時
あなたは1人分（4~5リットル）の呼吸をしています。

（2）あなたの「コントロール・ポーズ」が30~45秒の時
あなたは2人分（8~10リットル）の呼吸をしています。

（3）あなたの「コントロール・ポーズ」が15~30秒の時

あなたは3人分（12～15リットル）の呼吸をしています。

（4）あなたの「コントロール・ポーズ」が10～15秒の時

あなたは4人分（16～20リットル）の呼吸をしています。

結論から言いますと、コントロール・ポーズの数値を45～60秒に持って行くことが結果として理想の呼吸となることを意味します。

この秒数を計る時に大切なことがあります。それは、コントロール・ポーズを計った後でハーハーしたりせずに普通のゆっくりした呼吸ができることです。もしハーハーするくらい息を止めていたのでは正確なコントロール・ポーズとは言えません。この計測で大切なことは、コントロール・ポーズを計った後でも、口を閉じたままで鼻から息ができることです。

このコントロール・ポーズの測り方は次のとおりです。

（1）秒まで測れる時計を準備してください。

（2）楽な姿勢で椅子に座ってください。

(3)まず、ゆっくりと鼻から息を吸います。
(4)そしてやはり鼻から息を吐き出します。
(5)なるべくしっかり吐き出してください。
(6)吐き出し終わったら、もう一度ゆっくり鼻から息を吸います。
そして吐き出してください。
(7)この時ゆったりとした波を思い浮かべてください。
(8)その波のようにゆっくり息を吸います。十分に吸いこんでください。
(9)そして同じようにゆっくり鼻から吐きだします。
(10)なるべく吐きだし切るようにしてください。
(11)今度はリズムを意識しましょう。
(12)2秒間吸いこみましょう。そして3秒吐きだしましょう。
(13)これを何回か繰り返してリズムを学びましょう。
(14)2秒間吸いこんで、3秒間吐きだします。
(15)ここで自分の指で鼻をつまんでください。
(16)もちろん口は閉じたままです。息を止めてください。
(17)そして時計をみて計測を始めてください。

(18) 次に息が吸いたくなるまでの秒数を計ります。
(19) どこまで我慢できるかを測るのではありません。
(20) あくまでもご自分が息をしたくなるまでを測ります。
(21) この秒数がコントロール・ポーズです。

そこで指をはなして、息を吸ってください。この時、「ハーハー」して大きくたくさん吸い込むほど我慢するのは、我慢のしすぎです。指をはなした後でも、ゆっくりとした息ができるくらいの範囲で行ってください。

ステップ⑥ ゆっくり呼吸

つぎは「ゆっくり呼吸」をします。

口をしっかり閉じていつもより少し長く呼吸をしてください。もっと空気が吸いたいな、と感じるくらいがちょうど良いでしょう。我慢しすぎて胸が痛んだり、頭痛がしたりしては良くありません。もしこんな状態になったら、次の「呼吸トレーニング」をする前にいつもの呼吸のしかたで、しばらく息を吸ってください。あくまでも少し息をし足りないかな、くらいが良いことを覚えていてください。

具体的な方法で説明しましょう。

（1）1分間いつもより少し控えめに息をしてください。
（2）鼻の下に指を置いて空気の流れを感じると、息の調整がしやすいかもしれません。
（3）空気の流れが弱くゆっくりになるようにしてください。
（4）あまり苦しくなるほど減らす必要はありません。
（5）時間がある時は5分間「ゆっくり呼吸」をしてみましょう。
（6）時間がない時は1分でもかまいません。

ステップ⑦　もう一度脈拍数を計る

ここでもう一度脈拍数を計ります。

ステップ⑧　もう一度コントロール・ポーズを計る

その後、もう一度コントロール・ポーズを計ります。

前回と同じようにゆっくり鼻から吸って、鼻から吐き出して、指で鼻をつまみます。次に息がしたくなるまでの秒数を計ります。

これで1セット目が終了です。

次のセットを開始する前に5分間休んで普通に呼吸してください。

ステップ⑨　第2～第4セット

5分間休んだ後、ステップ①～ステップ⑧までを1セットとして、第2セットに入ります。そして1日に4セットを目標とします。

1日4セットの「呼吸トレーニング」を持続できれば、効果は大きいでしょう。でも、時間がない時は1日1セットでも問題ありません。大切なことはきちんと記録用紙に記入ることです。4セットできた場合に、初めのコントロール・ポーズと最後のコントロール・ポーズでは大きな変化が期待できます。

ステップ⑩　実践日数

私は、初めての方には、まず7日間続けていただくことをおすすめしています。そして4週間、つまり28日続けられれば大きな改善が期待できます。それを、90日から120日続けられれば、ほとんどの人がコントロール・ポーズを45～60秒に持って行けます。この時あなたは1人分（4～5リットル）の呼吸をしていることになります。

そして、この状態が1分間に6回の理想的な呼吸となります。

この「呼吸トレーニング」を90日から120日間実践することで、あなたにも本当の「呼吸トレーニング」が身につくはずです。継続こそ力なりです。

「呼吸トレーニング」の成果は、必ずしも前に進むばかりではありません。時として成果が後戻りしたりします。必ず成果を見直して次へ進みましょう。

記録紙の記入方法

では、実際の「呼吸トレーニング」を事例を見ながら説明していきましょう。ここでは、Aさん（160ページ参照）の場合として紹介します。

効果を実感するために、「呼吸トレーニング」の記録用紙を活用してください。

この記録用紙を毎日記入していくと、数ヶ月後にはあなたの呼吸が、理想的な呼吸に近づいているのが実感できます。あなたのすることは、この記録用紙に従って毎日4セット「呼吸トレーニング」を行うことです。

では、記録用紙（161ページ参照）を見てください。

用紙には、①月日、②脈拍数、③コントロール・ポーズ、④ゆっくり呼吸、⑤脈拍数、⑥コントロール・ポーズという項目があります。

また、1枚の用紙には3日分の記入欄が設けられていて、1日4セットの呼吸トレーニングの結果が記入できるようになっています。

(1) まず「呼吸トレーニング」をする月日を記入してください。
(2) 1日4セットを目標にして「呼吸トレーニング」を実践しましょう。
(3) 4セットを連続して行うと、およそ30分程かかります。
(4) 毎日連続して30分を「呼吸トレーニング」に充てられないという方は、例えば、朝と晩の2回に分けて合計4セットを行ってもかまいません。
(5) もちろん、朝、昼、夕方、夜とそれぞれ1セットずつ4回に分けて行っても良いですし、その日によってパターンが変わっても差し支えありません。
(6) 大切なのは、1日4セット実行するということです。

Aさん(160ページ参照)の場合、

①月日
実施した日を記入します。
②脈拍数
初回の脈拍数は1分間に80回でした。
③コントロール・ポーズ
1回目のコントロール・ポーズは11秒でした。

④ゆっくり呼吸

1回目のゆっくり呼吸は3分でした。

⑤脈拍数（2回目）

Aさんの場合は76回になりました。数字が小さくなる、つまり脈拍数が減ることが傾向として多いと思います。

⑥コントロール・ポーズ（2回目）

2回目のコントロール・ポーズは16秒でした。

⑦初日の4セットを終了して

4セットを終了した後Aさんの場合、1セット目のコントロール・ポーズの値は16秒でしたが、2セット目、3セット目と数値が上がり4セット目には22秒と少し長くなりました。

Aさんはコントロール・ポーズが11秒から22秒に改善しました。

呼吸トレーニング　Aさんの例

月/日	脈拍数	コントロールポーズ	ゆっくり呼吸	脈拍数	コントロールポーズ
4/5	80回/分	11秒	3分	76回/分	16秒
4/5	76回/分	13秒	3分	76回/分	18秒
4/5	76回/分	21秒	4分	72回/分	16秒
4/5	68回/分	20秒	4分	68回/分	22秒

月/日	脈拍数	コントロールポーズ	ゆっくり呼吸	脈拍数	コントロールポーズ
4/6	76回/分	18秒	3分	72回/分	18秒
4/6	72回/分	16秒	4分	72回/分	22秒
4/6	72回/分	23秒	4分	68回/分	24秒
4/6	68回/分	28秒	4分	68回/分	26秒

月/日	脈拍数	コントロールポーズ	ゆっくり呼吸	脈拍数	コントロールポーズ
4/7	72回/分	22秒	4分	72回/分	22秒
4/7	72回/分	24秒	3分	72回/分	22秒
4/7	68回/分	26秒	4分	68回/分	30秒
4/7	68回/分	30秒	3分	68回/分	28秒

呼吸トレーニング　記録用紙

月/日	脈拍数	コントロールポーズ	ゆっくり呼吸	脈拍数	コントロールポーズ
/	回/分	秒	分	回/分	秒
/	回/分	秒	分	回/分	秒
/	回/分	秒	分	回/分	秒
/	回/分	秒	分	回/分	秒

月/日	脈拍数	コントロールポーズ	ゆっくり呼吸	脈拍数	コントロールポーズ
/	回/分	秒	分	回/分	秒
/	回/分	秒	分	回/分	秒
/	回/分	秒	分	回/分	秒
/	回/分	秒	分	回/分	秒

月/日	脈拍数	コントロールポーズ	ゆっくり呼吸	脈拍数	コントロールポーズ
/	回/分	秒	分	回/分	秒
/	回/分	秒	分	回/分	秒
/	回/分	秒	分	回/分	秒
/	回/分	秒	分	回/分	秒

1分間の脈拍数換算表

15 秒間の脈拍	1 分間の脈拍数
15 回	60 回 / 分
16 回	64 回 / 分
17 回	68 回 / 分
18 回	72 回 / 分
19 回	76 回 / 分
20 回	80 回 / 分
21 回	84 回 / 分
22 回	88 回 / 分
23 回	92 回 / 分
24 回	96 回 / 分
25 回	100 回 / 分
26 回	104 回 / 分

このテストでわかること

このテストでいったい何がわかるのでしょうか。

それは、あなたがいつも無意識に繰り返している呼吸の場合に、血液中の二酸化炭素の濃度がどれくらいのレベルになると、脳の呼吸中枢である延髄《えんずい》が「息をしなさい」という指令を出しているかということです。

あなたのコントロール・ポーズが45〜60秒より短かった場合、体内の二酸化炭素濃度が正常値よりも低いということを示しています。つまり、体内は二酸化炭素不足になっているということです。

このコントロール・ポーズが、さらに短くなればなるほど、体内ではより多くの二酸化炭素が不足しているということです。

まとめ

私のクリニックに矯正治療に来院する子どもたちも、このコントロール・ポーズを測っています。驚いたことに、なかにはたった5秒しか耐えきれない子どももいます。この子は、12人分の量の呼吸をしていることになります。

今、これが呼吸でなく食事だと思ってください。12人分も食事をしたら体に悪いに決まっています。同じことが空気にも言えるのです。

人間の体は、どこかを変えると、次々といろいろな部分に変化が生じます。トレーニング次第でこの数値はより良く変わります。一度、良い変化が起きれば、次々と良い変化が生まれます。

私がオーストラリアで実践した「呼吸トレーニング」では、参加した方全員がトレーニング後1週間でのコントロール・ポーズの値が45～60秒を達成しました。こういうこともあるのです。ちなみに参加者の平均年齢は62歳でした。このように早い人では「呼吸トレーニング」の数日後に大きな変化が出る場合もあります。毎日30分間、心を落ち着けて「呼吸トレーニング」を実践してみてください。きっと人生が変わります。

おわりに

三十数年前、私が歯科医となってまず驚いたことは、歯科医学が歯にかぶせものをしたり、抜けた部分を補ったりする医療から構築されていることでした。悲しいことに私はそこになんら医学的な要素を見いだすことができませんでした。

「その患者さんがなぜ歯を失ってしまったのか？」「どんなストレスがその人を苦しませたのか？」という根本的な問いかけのないまま、ただ抜けてしまった部分を元と似たように補う、というのが私が日本の大学で受けた歯科医学の教育でした。

大学を卒業する頃の私は、自分にとってかけがえのない人生を、自分が納得しない仕事にささげるのはなんとしても避《さ》けたい、という気持ちでいっぱいでした。

最初に私が選んだのは大学からの紹介で救急病院の歯科へ勤務することでした。その救急病院は日本の末端医療の縮図のような病院で、私はそこで多くのことを学びました。患者さんの死も何例か体験しました。

私がこれまでの人生の中で幸運だったのは、いつも良い友人たちと良い指導者に出会ったということです。そうした人たちの親切がなかったら今日の私はありません。私がその救急病院で出会ったのは、肝臓が専門の先生と麻酔科の先生と優秀な歯科技士さんでした。

あの頃は私もただただ、必死に毎日の診療をこなすことしかできませんでした。それがその病院へ来る患者さんの心情とも合っていて、医療というものを考える上でとても貴重な体験を積むことができました。

その後ボストンへ留学のチャンスがあり、家族でボストンへ行き、さらに貴重な体験をしました。大学院を卒業後、ハーバード大学に研究員として迎えられ、分子生物学を使った研究に従事することもできました。そのまま研究者として生きることも考えましたが、せっかく学んだ治療の知識を生かすことのほうが、自分には向いていると考え、クリニックへ戻りました。

そしてボストンで学んだいろいろな知識を、もっと多くの歯科医たちと分かち合いたいと思い、１９９９年から歯科医師向けセミナーを企画しました。今では３００名以上の歯科医が私のセミナーを受講してくれるようになりました。セミナーでは、子どもたちの健やかな成長を妨げる、いろいろな障害をいかにして取り除くか、いかにして未然に防ぐかを主なテーマとして講義します。

これまでは、病気がはっきりと現れるまで待って、やっと対策を立てるというような後手後手の医療でした。こうした医療では治療に膨大《ぼうだい》な時間も費用もかかってしまいます。

そしてその医療を受ける患者さん自身も決して幸せではありません。これからの医療は、病気になる前の未病の段階で、なんとか食い止めることが患者さんから見ても、医療者側から見てもとても大切なのです。

本書の巻末に、このセミナーを受講した歯科医師の中で、実際に機能矯正治療を積極的に行っている歯科医院のリストを付けてあります。彼らは真摯《しんし》に私の研究結果や体験談を聴講し、熱心に学んでくれました。今後、さらに多くの歯科医師たちが、また歯科医師を目指す医学生たちが、機能矯正治療を理解し、学んでくれることを切に望んでいます。

現在のすべての医療の中で「機能矯正治療」はたいへんユニークな立場にあるといえます。日本では保険医療の対象となっていませんが、世界から見るとこの分野だけが世界標準とつながっているからです。いわば鎖国をしていた日本の出島のようなものと言えます。そしてこれが予防医学の一分野であることが最も重要です。

私は、日本でも予防医学が普及することが、国民の健康を救う唯一の道だと思っています。先進国の例にもれず、現行の日本の医療制度も近々限界を迎えることは目に見えています。つまり国民皆保険制度が維持できにくくなるということになります。

そうなって初めて自分の健康は自分で守るしかない、と気付いたとしても残念ながら〝時すでに遅し〟ということになるでしょう。予防というのは一朝一夕にはいかないからです。

もう10年以上も前ですが、私はキューバに招かれて、世界標準の予防医学の進み具合を直接見る機会がありました。病気になってしまってから、高度な技術や最新の医療機器に頼って治療をするのではなく、国民全員が定期的にその地域の医師の健診を受ける、本当の予防医学が実践されていました。

「熱がでたら解熱剤を」「お腹が張ったら胃腸薬を」という医療に慣れた私たちには、そうたやすく発想を変えることができないかもしれません。でも、今こそ発想を変えて、自分の体に何が必要なのか、それを実現するためには日常生活をどう変えれば良いのかを、一人ひとりが真剣に考えて、実行に移すべき時ではないでしょうか。

もうひとつみなさんが歯医者さんにかかる時、気にとめておいていただきたいことをお話します。みなさんが歯医者さんに行くのは、歯の物理的虫歯の治療、歯周病、あるいは菌などによる病気の治療以外の健康状態を見てもらう時など様々な場合があるでしょう。このような場合に、みなさんが持っていると役に立つ知識についてです。

歯医者さんのかかり方で、私がいつも大事だと思うのは、歯だけではなく、その人の健康状態、その他の内科的なことを、きちんと聞いてくれる先生を選ぶことが一番大事だと思います。歯と何も関係ないと思っている先生はあまり良くないですね。

内科的なことというのは例えば、血圧、それから心臓です。

「血圧と心臓の薬を飲んでいる」とか、それから「血圧のために血液をさらさらにする薬を飲んでいる」とか、「骨粗《こつそ》しょう症の薬を飲んでいる」とか、そういうメディカルバックグラウンドをきちんと掴《つか》んでくれる歯科の先生と出会えることは重要です。

それが歯の治療にも大きく関与しています。歯は独立して歯だけを治せば上手くいくものではないのですから…。

それにしても、この本を書くにあたり最後まで私の背中を押し、伴走してくれた高橋利直さん、田島胡子さん。ほんの木のみなさん。ありがとうございました。

私の「機能矯正治療」セミナーを通して知り合った開業医の先生たちは、多くの患者さんの症例や治療例を報告してくれました。そして私のクリニックに来院している患者さんたち。クリニックで私と一緒に働いてくれている先生方、衛生士さんたち。最後に、「機能矯正治療」の専門歯科医師として私を育ててくれたハンス・ピーター・ビムラー先生。今でも目をつむると、ビムラー先生とカヤックでライン川を下った時の情景が目に浮かびます。これらの多くの方々の下支えがなければ、とても出版は覚束《おぼつか》なかったことでしょう。

記して感謝申し上げます。

2014年6月　岩附　勝

全国の歯科医リスト

	住所　TEL　FAX
	北海道札幌市厚別区厚別中央5条2丁目4-8 TEL　011-892-3366　FAX　011-892-6333
	北海道札幌市清田区平岡2条2丁目4-14 TEL　011-885-8888　FAX　011-885-8888
	北海道札幌市西区西町北20-2-12 SR宮の沢メディカルⅡビル1階 TEL　011-663-6874　FAX　011-665-7068
	北海道帯広市西23条南3丁目28 ピースリバー 1F TEL　0155-41-8814　FAX　0155-41-8814
	北海道釧路市鳥取北10-2-18 TEL　0154-52-2500　FAX　0154-52-2500
	北海道網走市南6条東2-8 TEL　0152-43-3321　FAX　0152-45-3331
	岩手県一関市花泉町花泉字郷ノ里57 TEL　0191-82-5959　FAX　0191-82-5960
	宮城県仙台市青葉区一番町2-5-22-3 F TEL　022-711-8020　FAX　022-266-6957
	宮城県仙台市泉区七北田字町20-1 TEL　022-372-9412　FAX　022-372-9407
	宮城県仙台市泉区虹の丘2-3-15 TEL　022-375-4680　FAX　022-375-4680
	福島県いわき市平幕ノ内字高田１８－４ TEL　0246-23-8228　FAX　0246-23-8228
	東京都江東区大島6-10-16 TEL　03-3681-8787　FAX　03-3681-8787
	東京都大田区南馬込4-1-23ボナプレース102 TEL　03-3771-4534　FAX　03-3771-3435

機能矯正治療を受けることのできる

院長（歯科医師）	医院名	郵便番号	
九津見茂子	厚別駅前歯科	004-0055	
小玉則夫	こだま歯科医院	004-0872	
庄内喜久子	庄内こどもの歯科	063-0061	
増地裕幸	ますち歯科診療室	080-2473	
水野佳子	水野歯科クリニック	084-0907	
今井　香	小西歯科診療所	093-0006	
佐藤奨	中央歯科クリニック	029-3101	
熊谷　典子	歯科アイランド	980-0811	
後藤吉平	後藤吉平歯科	981-3131	
高橋直樹	虹の丘デンタルクリニック	981-8007	
笹木一司	笹木歯科クリニック	970-8014	
辻　康雄	大島歯科医院	136-0072	
山﨑晃彦	山﨑歯科医院	143-0025	

	東京都練馬区練馬2-21-3 TEL　03-5999-1180　FAX　03-5999-1180
	東京都国分寺市南町3-9-25-105 TEL　042-326-8148　FAX　042-326-8148
	神奈川県横浜市青葉区青葉台2-26-1スクエアハイツ2F TEL　045-983-8008　FAX　045-984-1287
	神奈川県横浜市鶴見区矢向5-3-23 TEL　045-580-7718　FAX　045-580-7982
	神奈川県横浜市金沢区富岡西1-48-13 TEL　045-774-1801　FAX　045-774-1802
	神奈川県愛甲郡清川村煤ヶ谷1123-7 TEL　046-288-1117　FAX　046-288-3661
	神奈川県相模原市中央区上溝2179－4－105 TEL　042-763-8118　FAX　042-763-8118
	千葉県船橋市芝山3-1-1 TEL　047-463-9060　FAX　047-463-9097
	千葉県習志野市本大久保1-15-15 TEL　047-476-6480　FAX　047-478-9081
	茨城県ひたちなか市稲田358-5 TEL　029-285-3618　FAX　029-285-8582
	茨城県日立市千石町2-5-19 TEL　0294-37-4182　FAX　0294-37-0118
	埼玉県さいたま市中央区下落合1042ウィンディーヒル１F TEL　048-831-7555　FAX　048-831-7555
	埼玉県蓮田市末広1-1-6 TEL　048-769-3303　FAX　048-768-0100
	埼玉県川越市新富町2-1-4山田ビル3F TEL　049-225-2648　FAX　049-225-2648

唐木俊英	とうき歯科医院	176-0001	
松井典子	のりこ小児・矯正歯科	185-0021	
福本顕嗣	福本歯科医院	227-0062	
植木公一	ピーキッズ歯科	230-0001	
宮崎暁男	宮崎歯科医院	236-0052	
植木美輪子	植木歯科医院	243-0112	
三好光平	サン歯科クリニック	252-0243	
和栗佳子	芝山台歯科診療所	274-0816	
薮下雅樹	まさき歯科医院	275-0012	
中野啓子	なかの歯科	312-0061	
嶋崎隆壽	しまざき矯正歯科	316-0013	
岩崎優希子	岩崎デンタルオフィス	338-0002	
岩崎秀廣	岩崎歯科医院	349-0124	
高橋修一	セントラル歯科	350-0043	

	埼玉県川越市藤倉98－1 TEL　049-241-1775
	群馬県太田市粕川町438-1 TEL　0276-60-7730　FAX　0276-60-7731
	群馬県伊勢崎市安堀町233-1 TEL　0270-25-0330
	群馬県伊勢崎市下植木町32 TEL　0270-23-5551　FAX　0270-23-5307
	群馬県太田市脇屋町529-2 TEL　0276-32-5210　FAX　0276-32-5210
	群馬県太田市龍舞町1670-35 TEL　0276-30-0418　FAX　0276-30-0418
	長野県長野市浅川4-113-147 TEL　0120-70-9898　FAX　026-243-9897
	山梨県中巨摩郡昭和町河西1483 TEL　055-268-7531　FAX　055-268-7532
	富山県富山市天正寺528-7 TEL　076-492-9800　FAX　076-492-9898
	愛知県あま市篠田塚田14 TEL　052-444-6888　FAX　052-444-8989
	愛知県一宮市平島1-7-25 TEL　0586-76-5412　FAX　0586-76-8514
	愛知県一宮市東五城字南田屋60-5 TEL　0586-62-8822　FAX　0586-61-4851
	滋賀県大津市打出浜10-6 TEL　077-527-5428　FAX　077-527-5428
	大阪府泉南市信達市場425-8 TEL　072-484-1174　FAX　072-484-1418

荒川　篤	大東にし歯科医院	350-1166	
福島理恵	めぐみ歯科クリニック	370-0421	
植田晃久	あきデンタルクリニック	372-0007	
坂口富士子	千葉歯科診療所	372-0024	
高橋洋子	たかはし歯科医院	373-0031	
大住智恵美	ちえ美歯科医院	373-0806	
小林　尊	小林歯科医院	381-0054	
田中俊彦	カホリ歯科	409-3851	
吉田真治	歯科アールクリニック	930-0955	
渡邉　崇	尾張矯正歯科	490-1211	
野口義洋	野口歯科医院	491-0833	
伊藤　透	伊藤歯科	494-0008	
北川　薫	北川歯科	520-0806	
宅間雅彦	たくま歯科医院	590-0504	

	奈良県橿原市白橿町1-3-7 TEL　0744-28-5515　FAX　0744-28-5515
	兵庫県神戸市北区北五葉1-1-1 西鈴神鉄ビル1F TEL　078-592-0526　FAX　078-907-5028
	兵庫県神戸市須磨区大黒町3-1-1-2F TEL　078-733-1151　FAX　078-739-2728
	兵庫県芦屋市大原町28-1-パルティ芦屋2F TEL　0797-21-6268　FAX　0797-21-6248
	岡山県岡山市北区下中野717-104 TEL　086-241-2525　FAX　086-241-2525
	広島県広島市安佐南区東原2-6-32-101 TEL　082-874-6613　FAX　082-874-6613
	広島県広島市安佐南区西原6-6-25-1 TEL　082-850-0800　FAX　082-850-0801
	広島県広島市安佐南区大町東1-7-12 TEL　082-877-0050　FAX　082-877-0050
	広島県広島市安佐北区可部5－14－16-3 F TEL　082-815-8833　FAX　082-815-8832
	広島県広島市西区観音新町1-5-17 TEL　082-292-9844　FAX　082-292-9845
	山口県周南市有楽町30-2 TEL　0834-21-1639　FAX　0834-21-1659
	山口県山口市阿知須4817-12 TEL　0836-66-2525　FAX　0836-66-2525
	熊本県荒尾市荒尾2000 TEL　0968-62-2000　FAX　0968-62-2021

徳岡　隆	サクラデンタルクリニック	634-0051	
中本知之	西すずらん台歯科クリニック	651-1131	
幸田秀樹	幸田歯科医院	654-0022	
松岡伸輔、橋爪章、高橋英剛、豊岡圭輔	松岡歯科クリニック	659-0092	
村上　知	ちゅうりっぷ歯科	700-0973	
森下真行	もりした歯科クリニック	731-0112	
武田泰三	たけだ歯科医院	731-0113	
泉川卓也	泉川歯科医院	731-0124	
釜山　憲二	かまやま歯科	731-0221	
田中信吾	田中歯科	733-0036	
八塚尋子	やつづか歯科医院	745-0035	
島田昌拓	きらら・しまた歯科	754-1277	
坂田輝之	坂田歯科医院	864-0041	

舌癒着症の治療を受けることのできる診療所

院長名	医院名	郵便番号	住所　TEL　FAX
向井將	向井診療所	242-0016	神奈川県大和市大和南2-8-9 TEL　046-261-1244

遅延型食物アレルギー検査の依頼ができる機関

機関名	郵便番号	住所　TEL　FAX
アンブロシア株式会社	213-0012	神奈川県川崎市高津区坂戸 3-2-1　KSP東棟212 TEL　050-5824-5070 FAX　044-299-7948

【付録】岩附式

良い歯科医の見つけ方、かかり方、歯の手入れ方法

Q 信頼できる良い歯医者さんを探したいのですが？

A 良い歯科医を見つけるのが難しいと言われる要因のひとつに、医療制度の問題があげられます。今の保険制度では医科も歯科も点数制です。処置の内容によって点数が決まっているので、治療の質が高くても決まった金額しか医院の収入になりません。

残念なことですが、そのために患者さんひとりの治療時間を短くし、患者数を多くして治療の質を下げてしまっている医院も少なくありません。患者さんが、しっかりした治療計画や必要な治療法の説明を受け、納得の上で満足できる治療を受けられる……。そういった良い歯医者さんに出会うには、医院の評判や情報を十分に得てからの受診をおすすめします。

また、体の健康診断と同じと考えて、痛いところができてから、歯医者に飛び込んで治療を受けるのではなく、日ごろから定期検診を受ける習慣を身に着けてください。そして、

定期的に歯の状態を知ってもらうこと、治療後の状態が維持されているかを診てくれる、掛かりつけの歯科医を探しておくことが大切です。

Q 食生活が虫歯の原因となるのですか?

A 虫歯は糖質、細菌、歯質の3つの要素が重なって時間の経過とともに発生します。ジュースやスポーツドリンクを頻繁《ひんぱん》に飲んだり、食事時間以外に間食を摂《と》ると、口の中がより酸性になる時間が増えることになります。これは虫歯になりやすい環境を作っていることになります。食事をしっかり摂ってなるべく間食をしないようにしましょう。

そうすれば、私たちの唾液が口の中の酸性度を調整して、酸、アルカリ度のバランス保つことができ虫歯になりにくい状態を保てます。特に寝ている間の口の中の状態が重要です。寝る前には必ず歯を磨き、寝る前の2、3時間は水以外の飲食を避けることが肝心です。

Q 虫歯の進行と治療について知りたいのですが?

A　いったん虫歯になり、そのまま放置しておくと虫歯はどんどん進行します。

虫歯の進行（深さ）は4段階（C1～C4）に分けられています。

歯の表面のエナメル質が虫歯菌によって溶かされ始め、唾液の酸、アルカリ度調整による再石灰化の修復が間に合わない状態（C1）は初期の虫歯と診断されますが、この時、痛み止めなどの自己流の処置をして放っておけば虫歯は進行し、穴は深くなっていきます。定期的なケアがあれば、初期の段階で虫歯の進行を止めることができます。

丈夫な歯を保っていたいなら、良質なたんぱく質、カルシウムやリンを多く含む食品の摂取を心がけ、また、ビタミンなどの栄養素も摂り入れたバランスのよい食事を心がけることです。

Q　誰でも歯周病になりますか？

A　個人差はありますが、口の中をいつも清潔に健康な状態にしておかないと、誰でも歯周病になります。歯垢《しこう》の中の細菌はおよそ2週間で石灰化し、そこにさらに細菌が付着して、歯の根本近くにガチッと固まったものを歯石といいます。そのままにしておくと、歯肉に囲まれて見えない部分にもついてしまいます。この状態は、すでに歯周病の始まりです。

そうならないようにするための予防法は、早い時期に歯周病の原因である歯垢を除去することです。歯と歯肉の間を重点的に磨くようにしましょう。正しい歯みがきをして、歯垢をきれいに除去することが歯周病の予防になります。

Q 歯周病の予防法とケアに役立つ方法は？

A なんといっても丁寧《ていねい》な歯磨きが予防とケアに役立ちます。硬すぎず柔らかすぎない歯ブラシを選んでください。歯ブラシの毛先を歯と歯肉の境目に当てて、力をいれずに歯ブラシを細かく動かしながら移動させます。ペンを持つように歯ブラシを持つと、余分な力が入らず、磨きやすいと思います。

歯はピアノの鍵盤《けんばん》のように1本1本が独立しています。歯と歯の間や、歯の裏の凸凹など、歯ブラシの届きにくいところには歯垢《しこう》がたまります。デンタルフロスや歯間ブラシで、ていねいなお手入れを習慣づけてください。また、鏡を使って歯肉をよく観察してみてください。赤く腫《は》れていたり、磨いている時に血が出たりしたら要注意です。

このような場合は柔らかい歯ブラシに換えて、早めに歯医者で診察を受けてください。

Q　歯科医には歯の治療以外にどんな相談ができますか？

A　口内炎、口臭、あごの痛み、のどの腫《は》れ、呼吸など、口は呼吸器の入り口であり、消化器の入り口でもありますから、気になることは何でも相談してください。歯のかみ合わせの具合が悪い人や、歯軋《はぎし》りを治したい人も相談に見えます。
歯科以外の専門の診療が必要な時には、きちんと教えてくれる、皆さんがそんな歯科医に出会えるよう願っています。

Q　保険治療と保険外治療では、治療内容に違いはあるのですか？

A　健康保険の範囲内で治療をした場合、患者さんは0～3割負担で治療を受けることができます。全国共通でどこの歯科へ行っても一定の費用で治療を受けられるのですが、治療方法や回数、また材料にも制限が出てきてしまいます。冒頭のQでも書きましたが、歯科の現在の医療制度では、保険治療では採算が合わないため、利益率の高い保険外治療を薦《すす》める先生が多くいることも事実です。また、開業から保険診療を取り扱わないで、自由診療のみの歯科医院もあります。大切なのは、先生にどんな治療で、通院の回数がどれくらいか？　から、材料にいたるまで説明をもらい、保険が適用されるのかどうかを確認し、納得してから治療を受けることです。

因みに保険が適用されない治療とは、機能を向上させることを目的としたり、見た目を美しくすることを目的とした場合などで、患者さんの全額負担となります。保険が適用されない治療では、治療方法や材料などの選択肢もあり、患者さんが希望する最新の高度な治療を受けられるという利点があげられます。

Q　インプラントは安全ですか？　また費用対効果は？

A　インプラントは人工歯根といって、自分の歯根の代わりに人工の歯根を埋め込んでそこに人工の歯を装着する方法です。ただ、骨を削って金属のネジを打ちこむと聞くと、怖いと思われる方もいらっしゃるでしょう。第3の歯という人もいるほどで、ここ数年、日本でも急激に増加している治療法です。安全か否かは先生の経験によるものなので、ここでは簡単にお答えできません。

義歯との違いは、まるで自分の歯と同じ感覚で、食べ物をかんだり砕《くだ》いたり、そして何よりも食べ物の味が変わらないという利点があります。

費用については一概には言えませんので、ご自身の歯の状態をよく見てもらい、よく相談することです。また、従来の歯科治療と比較して、高度な技術を必要としますので経験豊富な先生を選ぶことが重要です。

Q 食後、歯はすぐ磨いたほうがいいのですか？

A　食物を食べた直後は、口の中が食べる前よりやや酸性になっていて、唾液の働きでそれが元に戻るまで30分くらいかかると言われています。だから唾液の働きがおわってから歯磨きをしたほうが良いという考えもあります。しかし、実際に30分待つことの効果は今の所はっきりしていません。それより肝心なことは、食後に歯磨きをして、食物が歯と歯の間に残らないようにすることです。今の段階では30分という時間にこだわらず、磨ける時に丁寧に磨いてください。それには、歯ブラシだけでなく、歯間ブラシを使うことが効果的です。
最近では、朝に歯磨きをする習慣の人も多いようですが、朝は口の中をさっぱりさせ、口臭を防ぐ意味でエチケットとして続けてください。

Q どうしたら、常に歯を健康な状態に保つことができますか？

A 歯を磨く時は歯ブラシの毛先を歯と歯肉の境目に当て、1ヶ所を20回以上、小刻みに動かします。歯並びの凸凹や重なりにも毛先が届くように、注意をしてていねいに時間をかけて磨いてください。歯ブラシについては、毛先の開いた歯ブラシでは歯磨きの効果は上がりません。1ヶ月に1本の割合で歯ブラシを交換してください。

また、歯間ブラシやデンタルフロスを使って、歯と歯の間をしっかり掃除してください。フッ素入りの歯磨き粉の効果を聞かれますが、成分表示にモノフルオロリン酸ナトリウム、フッ化ナトリウム、フッ化第一スズなどの表示があるものがフッ素で、これらは歯にとって有効です。

日ごろからたくさんの質問をいただきますが、そのほとんどの答えは、しっかり正しく歯を磨くこと、定期的に歯科検診を受けることの2つにつきます。そして、歯だけではなく呼吸器の入り口、消化器の入り口となる口の中についての、正しい知識を日頃から持つことを心がければ、歯を常に健康な状態に保つことができます。参考にしていただければ幸いです。

岩附 勝（いわつき まさる）

トーユー歯科クリニック院長。1950年、東京・新橋生まれ。日本大学歯学部卒業。足立区外科病院勤務、慶応病院麻酔科研修を経て東京都日野市に1980年トーユー歯科クリニックを開院。その後1988年に渡米して、米国ボストン大学大学院入学、1990年には米国ハーバード大学研究員（分子生物学）として務める。1991年に帰国し、トーユー歯科クリニック院長に復帰し現在に至る。メキシコ州立大学客員教授。国際矯正学会上級講師。ヨーロッパ矯正学会、日本矯正学会に所属。趣味はテニス（50年以上）、サックス。

●連絡先

トーユー歯科クリニック
　東京都日野市大坂上1-32-2 HS駅前ビル2F
　電話　042-586-1250
　ホームページ　http://www.toyushika.com

株式会社クオリア
　東京都日野市大坂上1-32-2 平野ビル2F
　電話　042-585-2967
　ホームページ　http://kinoukyousei.com

ゆっくり美呼吸健康法

2014年7月31日　初版発行

著者　岩附勝
発行人　柴田敬三
編集　田島胡子　高橋利直
営業　野洋介
総務　岡田承子
発行所　株式会社ほんの木
〒101-0047　東京都千代田区内神田1-12-12 美土代ビル3階
TEL 03-3291-3011　FAX 03-3291-3030
郵便振替口座00120-4-251523　加入者名　ほんの木
http://www.honnoki.co.jp　E-mail　info@honnoki.co.jp

印刷　中央精版印刷株式会社

ISBN 978-4-7752-0087-2

これらの本は「ほんの木」が手がけた自費出版と買い取り型出版の一部です。

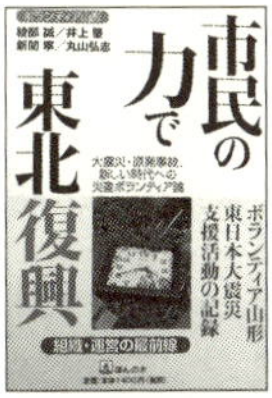

「市民の力で東北復興」
ボランティア山形著
（東日本大震災等で活躍したボランティア団体）

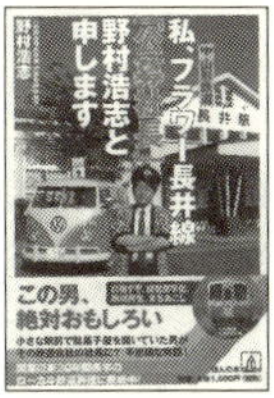

「私、フラワー長井線公募社長野村浩志と申します」
野村浩志著（フラワー長井線公募社長の奮戦記）

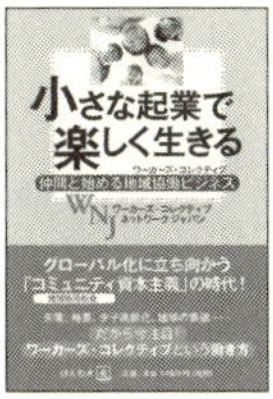

「小さな起業で楽しく生きる」
ワーカーズ・コレクティブネットワークジャパン 著

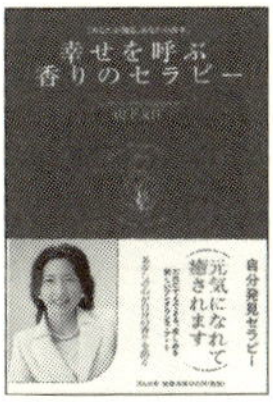

「幸せを呼ぶ香りのセラピー」
山下文江著（調香師、オリジナル香水の開発者の体験と記録）

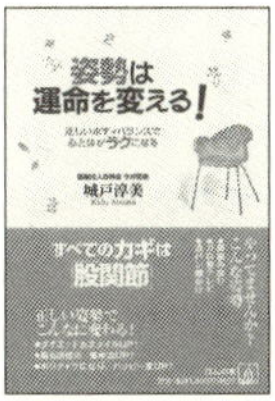

「姿勢は運命を変える」

城戸淳美著
（今井医院医師）

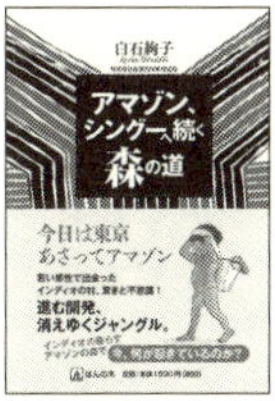

「アマゾン、シングーへ続く森の道」
白石絢子著
（NGO熱帯森林保護団体事務局長の体験記）

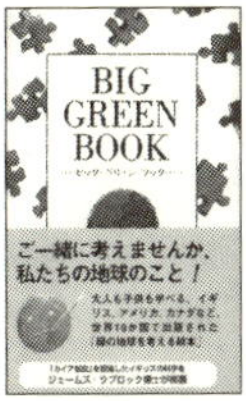

「ビッグ・グリーンブック」
熊本のNGOガイアJLI編（世界10か国で出版、日本語版）

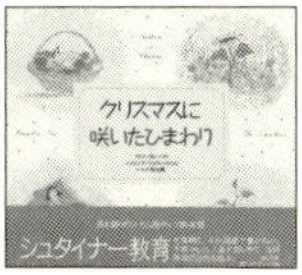

「クリスマスに咲いたひまわり」
ウテ・クレーマー作
（シュタイナー教育、実践家の絵本）

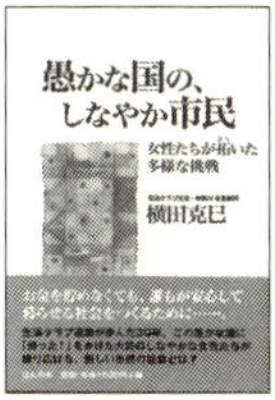

「愚かな国のしなやか市民」
横田克巳著
（生活クラブ神奈川・創設者の自伝的実践書）

「ほんの木」の本を、1200円（税別）以上お求めの方には、送料無料でお送り致します。お気軽にご注文、お問い合せ下さい。

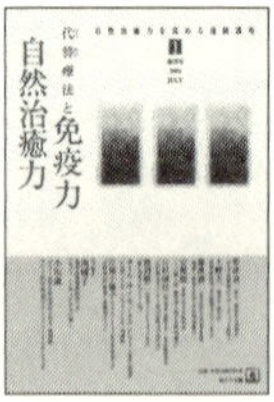

定価 1,600 円 (税別)
A5 判 / 160 頁

代替療法と免疫力、自然治癒力

ほんの木 編

人間本来の健康、長寿の源であり、病気を予防し、癒す「自然治癒力・免疫力」を高めるシリーズの創刊号。身の回りに健康情報があふれる中、自然治癒力とは何か？ 自分に適した代替療法をどうやって選ぶか？ といった疑問に、やさしく答える代替療法の入門書です。

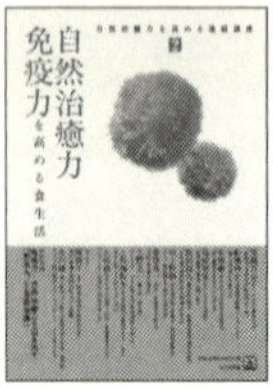

定価 1,600 円 (税別)
A5 判 / 192 頁

自然治癒力・免疫力を高める食生活

ほんの木 編

自然療法、医学、ジャーナリズムなど、様々な分野の専門家の話から、「心身ともに元気で健康に生活するための食生活の基本」を特集しました。がんを防ぐ食べもの、薬になる野菜など、健康になる食生活の指針が満載です。

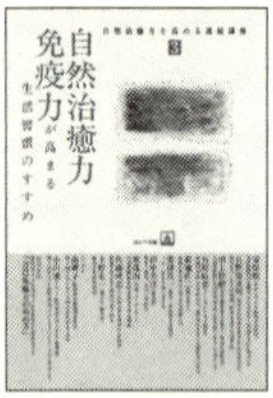

定価 1,600 円 (税別)
A5 判 / 160 頁

自然治癒力・免疫力が高まる生活習慣のすすめ

ほんの木 編

誰もが持つ「自然治癒力・免疫力」を積極的に高める為の生活習慣を考える１冊です。体に害のある事を止める賢い健康法、病気を防ぐ改善策、長生きの秘訣など、生き方から健康を見直す様々な方法を紹介しています。

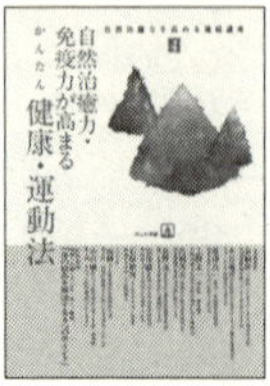

定価 1,600 円 (税別)
A5 判 / 160 頁

自然治癒力・免疫力が高まるかんたん健康・運動法

ほんの木 編

現代人の多くが運動不足と言われています。本書では、ウォーキング、気功、呼吸法、ゆる体操、日常ながら運動など日常生活に無理なく取り入れられ、誰でも長く続けられる健康法を提案します。

ご注文・お問い合せ　ほんの木　TEL 03-3291-3011　FAX 03-3291-3030
メール info@honnoki.co.jp　ホームページ http://www.honnoki.co.jp

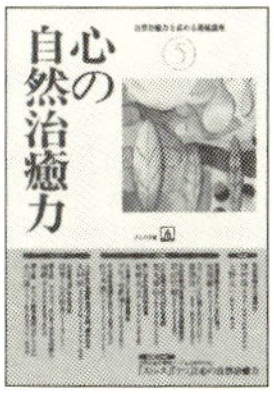

定価 1,600 円（税別）
A5 判 / 160 頁

心の自然治癒力

ほんの木 編

多くの人が日常的に抱えているストレスを癒し、明日への元気を養うための特集です。ただリラックスして体を休めるだけではなく、笑う、歌う、気功、植物や土に触れるなど、多彩な方法を紹介しています。体の中からおのずと活力が出てくる１冊です。

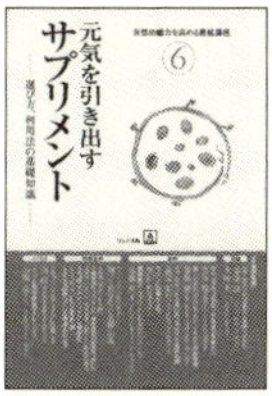

定価 1,600 円（税別）
A5 判 / 160 頁

元気を引き出すサプリメント

ほんの木 編

健康志向の高まりに伴って、サプリメント、健康食品の人気も高まっています。本書では、ぜひ知っておきたい、ガン、生活習慣病、老化防止、美容、ダイエットなど、様々な用途や目的に合ったサプリメントや健康食品の賢い選び方、上手な利用法などを紹介します。

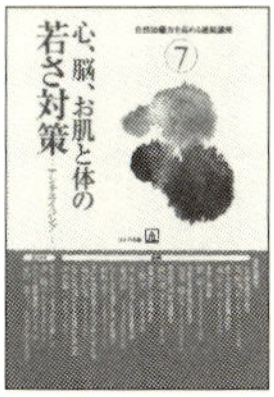

定価 1,600 円（税別）
A5 判 / 160 頁

心、脳、お肌と体の若さ対策

ほんの木 編

脳の老化を予防する、未病を治す、からだ年齢を若返らせるなどを、自然治癒力、免疫力を高める観点から考えます。老化に抗う機械的な「アンチエイジング」ではなく、充実した人生を認知症予防も兼ねて「心と脳と体の若々しさ」の保ち方を紹介します。

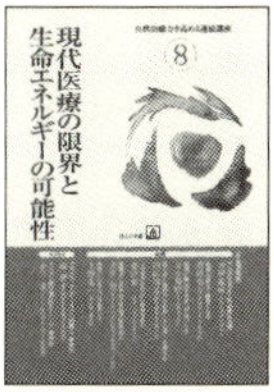

定価 1,600 円（税別）
A5 判 / 160 頁

現代医療の限界と生命エネルギーの可能性

ほんの木 編

がん、糖尿病、脳卒中、心臓病などの生活習慣病を現代医療だけで治すことは限界に近づきつつあります。本書では、病気が治る人、治らない人の違いから、人間本来の生き方を見直し、病気にならない方法を紹介します。

「ほんの木」の本を、1200 円（税別）以上お求めの方には、送料無料でお送り致します。お気軽にご注文、お問い合せ下さい。

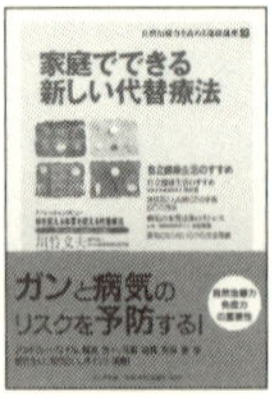

定価 1,600 円 (税別)
A5 判 / 160 頁

家庭でできる新しい代替療法

ほんの木 編

がんや糖尿病をはじめとする生活習慣病を予防する様々な代替療法を紹介した1冊です。免疫力が高い人の生活習慣、家庭でできる50の症状別の手当法や、姿勢や睡眠、入浴など、日頃の生活習慣から自然治癒力を高める様々な方法も紹介しています。

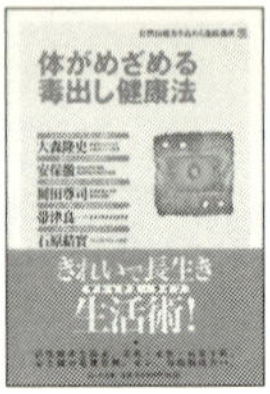

定価 1,600 円 (税別)
A5 判 / 144 頁

体がめざめる毒出し健康法

ほんの木 編

体に老廃物や有害ミネラルが蓄積すると、体調不良や老化を招きやすくなります。さらに、加齢や、ストレスが生じると、有害物は体からますます排出されにくくなります。食事法や生活習慣などから、体に溜まった有害物を排出し、健康の土台を作る1冊です

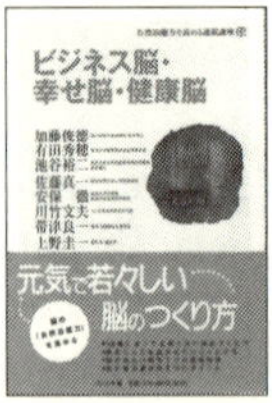

定価 1,600 円 (税別)
A5 判 / 144 頁

ビジネス脳・幸せ脳・健康脳

ほんの木 編

老いてなお充実した人生を送るためのキーワードが「脳力」です。認知症予防を含め、柔らかく、しなやかなで、発想力に優れた「脳力」こそ高齢者の暮らしを豊かにします。何歳になっても元気で若々しい脳をつくるための「具体策」を紹介した本です。

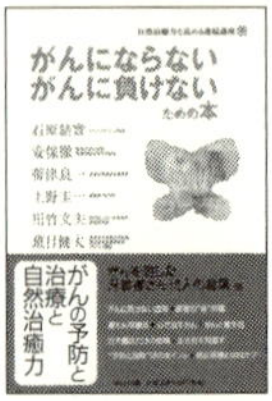

定価 1,600 円 (税別)
A5 判 / 144 頁

がんにならない がんに負けないための本

ほんの木 編

がんの原因として多くの人が挙げるのが「無理した生き方」です。がんを治すには対処療法的な治療だけでは難しく、実は私たち自身の生き方・考え方が問われています。多面的にがんを予防する、治すための評判の1冊です。

ご注文・お問い合せ　ほんの木　TEL 03-3291-3011　FAX 03-3291-3030
メール info@honnoki.co.jp　ホームページ http://www.honnoki.co.jp